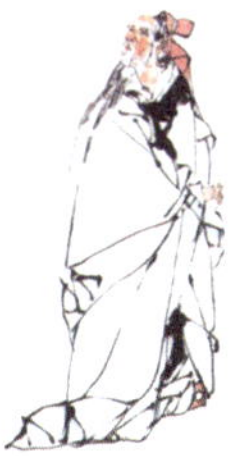

跟苏东坡们学养生

中国古代文人64种养生秘籍

方子徒 著

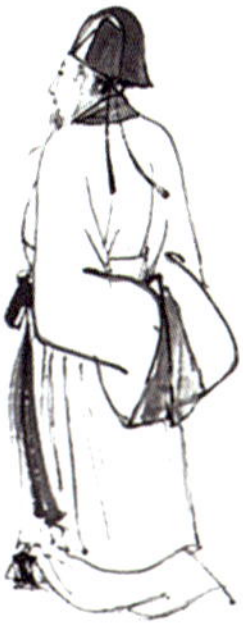

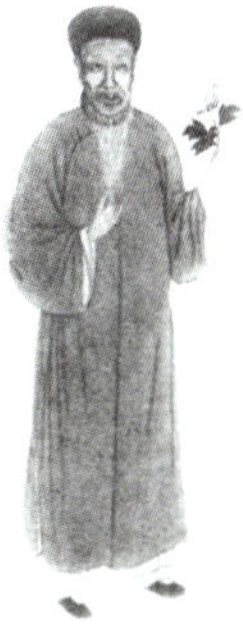

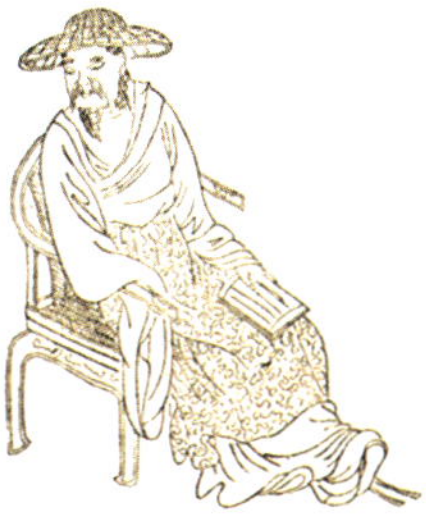

南方日报出版社
NANFANG DAILY PRESS
中国·广州

图书在版编目（CIP）数据

跟苏东坡们学养生：中国古代文人 64 种养生秘籍 / 方子徒著.—
广州：南方日报出版社，2008.12
ISBN 978-7-80652-824-2

Ⅰ. 跟…　Ⅱ. 方…　Ⅲ. 养生(中医)—基本知识　Ⅳ. R212

中国版本图书馆 CIP 数据核字（2008）第 109021 号

跟苏东坡们学养生——中国古代文人 64 种养生秘籍

著　　者：方子徒
出版发行：南方日报出版社
地　　址：广州市广州大道中 289 号　**邮编**：510601
电　　话：（020）87373998-8502
经　　销：全国新华书店
印　　刷：广州市岭美彩印有限公司印刷
开　　本：889mm×1194mm　1/32
印　　张：4.75
字　　数：180 千字
印　　数：1-5000 册
版　　次：2008 年 12 月第 1 版
印　　次：2008 年 12 月第 1 次印刷
定　　价：18.00 元

投稿热线：（020）87373998-8503　读者热线：（020）87373998-8502
网址：http://www.nanfangdaily.com.cn/press　http://www.southcn.com/ebook

目录

第一章　东坡闲适话养生

第二章 放翁八十论养生

第三章 闲情偶寄话养生

第四章 随园才子话养生

第一章 东坡闲适话养生

苏轼（1037—1101年），字子瞻，号“东坡居士”，四川眉州人，是我国宋代著名的文学家、书画家。他自幼聪颖，勤于读书。嘉祐元年（1056年），他赴京参加科举考试，一举高中进士。嘉祐六年（1061年），他通过了制科考试，得授大理评事、签书凤翔府判官等

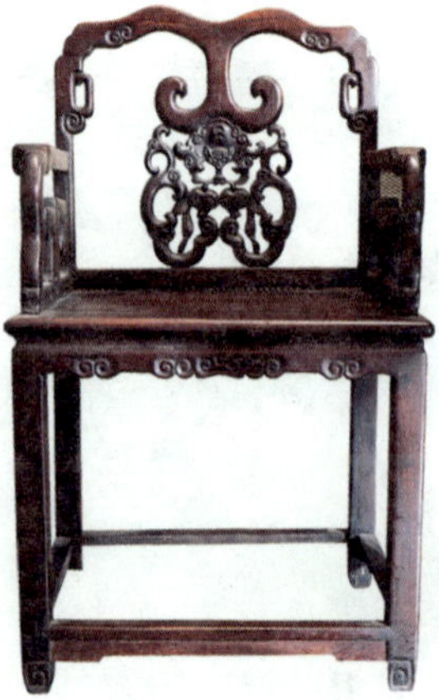

职。因为父亲病故，按惯例他回乡守丁忧。熙宁二年（1069年）他服满还朝，但这时朝廷已经发生了很大的变故，神宗即位后任用王安石进行变法。苏东坡认为新法不能便民，上书反对，受到了新党的排斥，被贬任杭州通判，之后又到密州、徐州、湖州等地出任地方官，辗转近十年。元丰二年（1079年），苏东坡到湖州上任不到三个月，有人故意扭曲他的诗句，以“文字毁谤君相”的罪名陷他入狱，史称“乌台诗案”。出狱后，苏东坡又被贬为黄州团练副使。神宗驾崩后哲宗即位，高太后听政，司马光等旧党重新执掌了政权，苏东坡被召还朝，升翰林学士。但他又因得罪旧党，再度自求外调，回到阔别了16年的杭州当太守。接下来的几年，他再度被贬去颍州、惠州、儋州等地。徽宗即位后大赦，他复任朝奉郎，北归途中，卒于常州。

苏东坡是我国古代对养生最有研究的一位文学家。他在许多文章中记载了自己的养生经验，成为弥足珍贵的古代养生资料。在他的养生观里，热爱生活，积极向上，在遭遇挫折之际乐观自处等，都是其精髓所在；此外，他的养生之道还讲究动静结合，推崇清静无为，静心修养，也主张“能逸而能劳”，劳逸结合。他对饮食养生的研究更精，还善于利用各种食材的不同习性，取得延年益寿的效果。可以说，苏东坡是古代养生的集大成者，他的养生经验对于现代人也有着积极的意义。

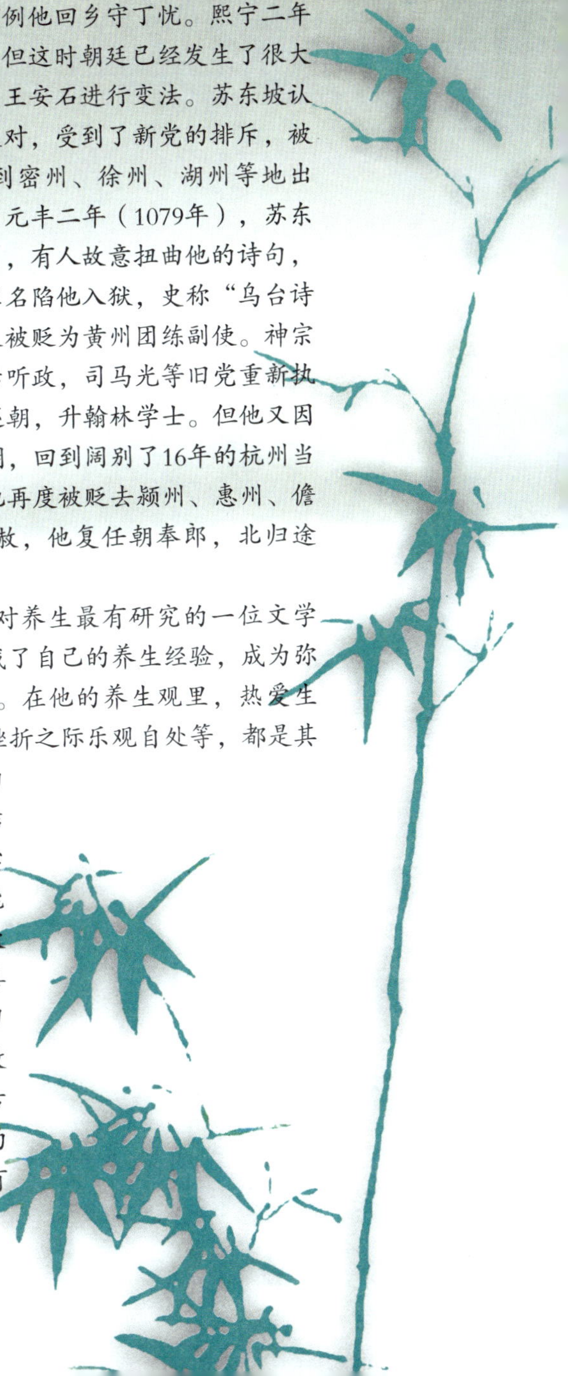

服姜可延年

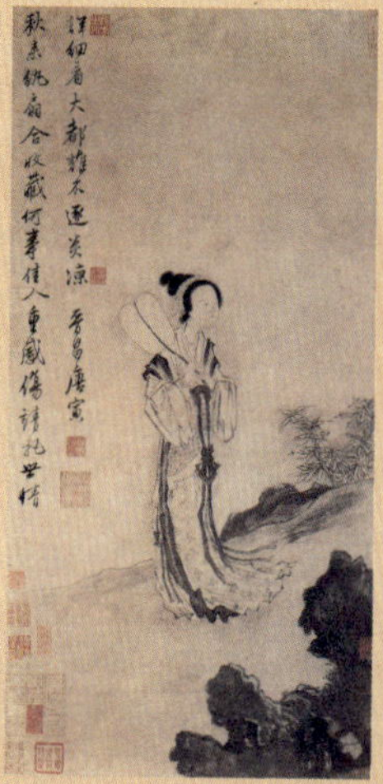

苏东坡在《东坡杂记》里，记载了一则常年服食生姜而延年益寿的轶事。话说他在杭州做官时，有一天到净慈寺去游玩，并拜见了寺内的方丈。这位方丈年逾八十，仍然鹤发童颜，精神矍铄，苏东坡十分惊奇，问他有何妙方可以延年益寿。方丈微笑着说："老衲每日用带皮嫩姜切片，温开水送服，已食四十余年矣。"原来这老和尚有服食姜片的嗜好。

古人食用姜片的历史很悠久，如《论语》便记载了孔子"食不厌精，脍不厌细"，然而却"不撤姜食，不多食"。孔夫子认为姜能通神明、去秽恶，所以一年四季都要服食生姜，但也不过量，大概和苏东坡遇见的老和尚一样，每餐只吃数片而已。苏东坡也爱食姜，他在文章里多次提到自己"食姜"或"食姜粥"，并赞叹说是"甚美"。他平时喜欢收集一些偏方，其中一个偏方就以姜为原料：取生姜汁贮于器皿中，去掉上面的清黄液，将沉积在下面的浓白汁液阴干，苏东坡称之为"姜乳"。他用这种姜乳和上蒸饼或米饭，做成药丸状，每天用白酒或米汤送服十粒，其功效也可延年益寿。说起来，这个偏方和广东著名小吃“姜撞奶”的做法十分类似。

中医认为生姜性微而味辛，能健脾胃、散风寒，故有“姜能强御百邪”之说。民间也有“晨吃三片姜，赛过人参汤”之说。谚语又云“冬吃萝卜夏吃姜，百病不生颜不老”，因为姜能刺激人体发汗，具有暖胃、祛痰、解毒等功效；又有谚语云“夏吃大蒜冬吃姜，不劳医生开药方”，那是因为姜能御寒，具有祛风、散寒等功效。可见，姜适合一年四季食用。

古医书《奇效良方》有歌诀曰：“一斤生姜半斤枣，二两白盐三两草，丁香沉香各半两，四两茄香一处捣。煎也好，煮也好，修合此药胜如宝。每日清晨饮一杯，一世容颜长不老。”清代的《御定佩文斋广群芳谱》也记载了姜是“御湿之菜也，可益脾胃，散风寒，除壮热，治胀满”。现代医学研究则表明，姜虽然辛辣，却含有芳香性挥发油脂“姜油酮”，有止呕、解毒的作用。生姜还含有一种类似水杨酸的有机化合物，相当于血液的稀释剂和防凝剂，对降血脂、降血压、预防心肌梗死，均有特殊作用。生姜进入人体被吸收后，还能产生一种抗衰老的酶，可抑制老年斑的产生，延缓衰老的出现。此外，生姜汁还能在一定程度上抑制皮肤癌细胞生长，并对调节男性前列腺的机能，减轻关节炎的症状等都有好处。

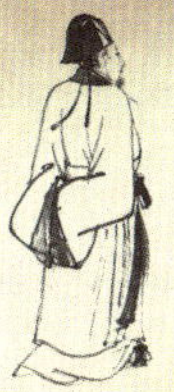

养生小锦囊

服食生姜应适可而止，因为生姜中含有大量姜辣素，如大量服用，容易刺激肾脏，引起喉痛、便秘、虚火上升等多种症状。

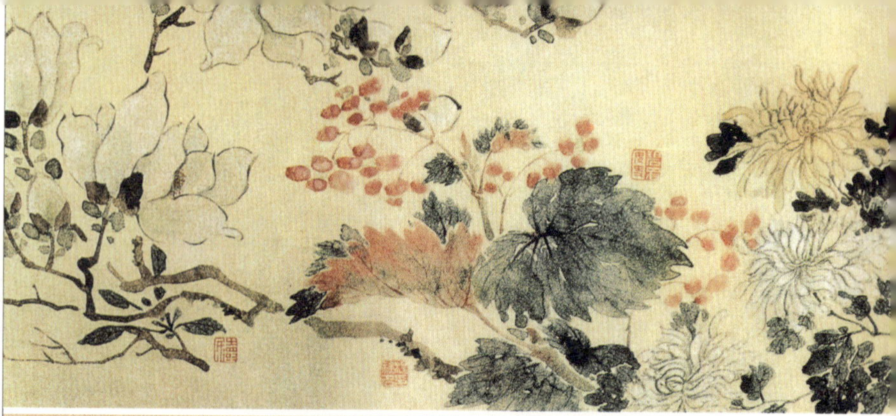

菊花神功

苏东坡调任密州当太守，初来乍到，十分高兴。原来密州不仅风光秀丽，而且物产丰富，到处都长着枸杞、菊花等植物。苏东坡对这里的菊花情有独钟，专门写下了一篇《菊花赋》，说如果把菊花作为食物，春天食其苗，夏天食其叶，秋天食其花，冬天食其根，大概会有神仙般的寿命吧。

古人大多相信吃菊花能延年益寿，汉代应劭在《风俗通义》里就提到了一个吃菊花可长寿的故事：相传河南南阳有个叫甘谷的村庄，依山傍水。山上长着许多菊花，山泉从山上流过，菊花瓣便散落在水里，甘谷村里的三十多户人家，都饮用这股山泉，一般能活到一百三十岁左右，最低的也有七八十岁。所以苏东坡在一首诗中写道，“南阳白菊有奇功，潭上居人多老翁”，说的就是这个典故。

菊花又名金精，在我国已有三千多年的栽培历史。《礼记》的月令篇里就有“季秋之月，菊有黄华”的记载。牡丹、荷花、菊花、梅花并称为春、夏、秋、冬四季之花。在我国民间，也流传着许多关于菊花的故事，其中最脍炙人口的是黄巢的故事。相传黄巢年少时有一户邻居，在院子里种满了菊花，邻居的女儿就叫菊花，常做些菊花糕、菊花菜请黄巢吃。但这个女孩很早就夭折了，为了纪念她，黄巢从此只饮菊花茶，只喝菊花酒。一天，他住进了一个庄院，院里菊花正当盛开。当晚，他梦见儿时的伴侣菊花成了他的妃子，梦醒后黄巢惆怅良久，挥笔写下著名的《菊花》诗：“飒飒西风满院栽，蕊寒香冷蝶难来。他年我若为青帝，报与桃花一处开。”

国人食用菊花的历史也很悠久，屈原的《离骚》就有“夕餐秋菊之落英”的诗句，《楚辞》里又说：“播江离与滋菊兮，愿春日以为糗芳。”三国魏人钟会、晋人傅玄都曾作赋称颂菊花乃神仙之食，服之者长寿，食之者通神。而宋人林洪更是将菊花写进了菜谱，他在《山家清供》一书中，介绍了菊花的三种吃法：一是油煎，二是煮食，三是作羹。明代高濂的《遵生八笺》中，又增加了一种凉拌菊花的吃法。此外，菊花还可作为火锅汤料。据说在清朝，养尊处优的慈禧太后就非常喜欢吃菊花火锅。

中医认为，菊花性微寒，有清热解毒、祛风明目的作用。明代李时珍对菊花的药用性能作了详细考察，认为菊花有“利五脉，调四肢，治头目风热，脑骨疼痛，养目血，去翳膜，主肝气不足”的功效。中医还认为，菊花具有清热、和血脉、通经络等功效，可以利气血、润肌肤、益颜色。菊花的另一功效是能令人头不白。据说有人服食菊花百日，身轻润泽，服食一年后，发白变黑。故元代《御药院方》载有以甘菊为主药制成洗发菊花散，可治头发脱落的方子。

现代医学研究也表明，菊花含有多种营养成分，甘菊花的香精油、菊色素等成分有抑制皮肤黑色素形成及活化表皮细胞的作用，并具有养颜、消除蝴蝶斑之疗效。菊花被誉为长寿花，也是有科学依据的。

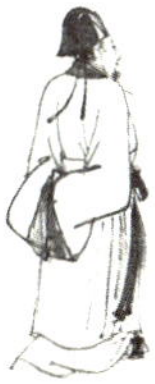

养生小锦囊

将菊花与银耳或莲子煮或蒸成羹食，可去烦热、利五脏，治头晕目眩等症。将菊花瓣阴干，收入枕中，对高血压、头晕、失眠、目赤有较好疗效。

猪肉颂

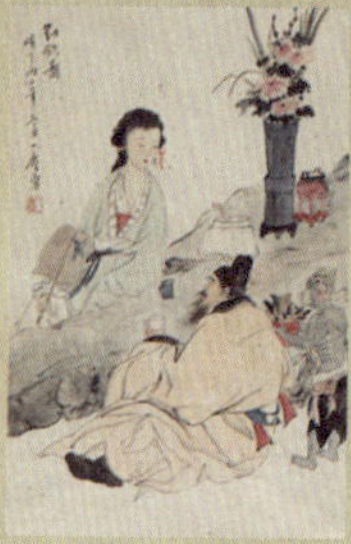

北宋元丰二年十二月（1080年初），苏东坡因为“乌台诗案”，被贬至黄州任团练副使。乌台指的是御史台。相传在汉代，御史台外面种有许多柏树，树上有很多乌鸦，所以人们就把御史台戏称为乌台，这里面也暗含了御史们都是乌鸦嘴的意思。神宗年间，因为反对新法，苏东坡在自己的诗文里表露了对新政的不满。由于他当时是文坛的领袖，影响力很大，这些言论对新政的推行很不利。所以在神宗的默许下，苏东坡被关了起来。幸亏宋代先祖有不杀大臣的遗训，而且神宗也很爱惜苏东坡的文才，故免去了他的死罪。不过，死罪可免，活罪难饶，于是他被一贬再贬，从京城贬到了黄州，去当一名团练副使。

团练副使到底是一个什么官职呢？原来宋代的团练是相当低微的职务，虽然有官名，却没有什么实权，属于政府机关里有名无实的闲人。从中央贬到黄州，官阶降了好几等，薪水自然也减少了许多，苏东坡的处境开始变得不那么好了。幸亏他在黄州还有一位叫马正卿的老朋友，给他提供了一块地，还盖了间草房。苏东坡住进去后，就自号是“东坡居士”。由于公务不多，苏东坡除了和朋友们饮酒赋诗外，有空就钻研起烹饪技术来。黄州物产丰富，粮多猪多。有一次，家里来了客人，他亲自下厨烹制猪肉。他把猪肉和调料放下锅后，就到客厅里招呼起客人来，相谈正欢，竟忘了锅里还在煮着猪肉。这时随风飘来一阵浓香，苏东坡才想起那锅肉。等他进了厨房，顿觉香气扑鼻，揭锅一看，只见猪肉色泽红润，卖相十分喜人，东坡尝了一口，果然非常好吃。苏东坡得到了启发，以后煮猪肉都如法炮制。打这以后，他更喜欢吃猪肉了，还写下一篇文章叫《猪肉颂》：“洗净铛，少着水，柴头罨烟焰不起。待他自熟莫催他，火候足时他自美。黄州好猪肉，价贱如泥土。贵者不肯食，贫者不解煮。早晨起来打两碗，饱得自家君莫管。”

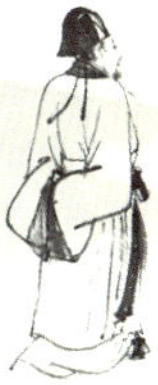

吃猪肉不是什么新鲜事，自古人们就以猪肉为主要肉食。但猪肉也是有益养生的补品，这却很少人知道。古代医书《千金要方》里说“猪肉宜肾，补肾气虚竭”；《本草备要》里说“猪肉，其味隽永，食之润肠胃、生津液、丰肌体、泽皮肤”。中医一般认为，猪肉有补肾和润肠胃的功能，故常吃猪肉有利于补气益肾。中医还认为，猪皮入药的效果也非常好。汉代名医张仲景在《伤寒论》里有一道方剂叫猪肤汤，就是其用来治疗咽痛、心烦、胸满病症的药方。他把猪皮、白蜜、米粉等共同煎煮后给病人服用，以达到退虚热、健脾胃、除烦清热的目的。这个方子是《伤寒论》的重要方剂之一。

从现代医学角度来看，猪全身是宝：如猪肉，其纤维较为细软，结缔组织少，肌肉组织中含有较多脂肪，烹调加工后，肉味特别鲜美，有丰富的优质蛋白质和脂肪酸；猪皮、猪蹄的主要成分则是胶原蛋白和弹性蛋白，食用猪皮和猪蹄，是爱美女性美容的很好选择，美容效果非常显著。猪肉烹饪得当，还可以减少其中的脂肪和胆固醇，增加不饱和脂肪酸，产生别样的功效。因此，猪肉调煮得宜，也可成为“长寿之药”。

养生小锦囊

食用猪肉后不宜大量饮茶，因为茶叶会与猪肉的蛋白质合成为具有收敛性的鞣酸蛋白质，使肠蠕动减慢，造成便秘。另外，肥胖和血脂较高者也不宜过多食用猪肉。

芹菜嚼出好身材

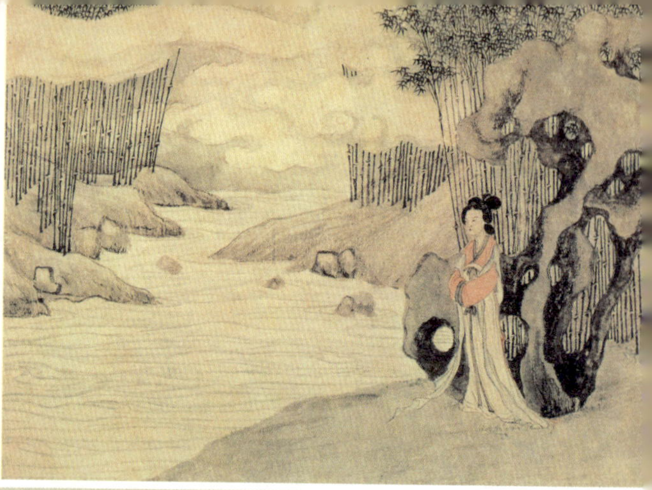

苏东坡谪居黄州时，在城东开辟了一片荒地。他在开荒时无意中发现了一种野菜，不禁大喜，原来这种野菜就是他十分爱吃的芹菜。看到芹菜，苏东坡就像看到老朋友一样，忍不住又舞文弄墨了一通，他在《东坡八首》里写道："泥芹有宿根，一寸嗟独在。雪芽何时动，春鸠行可脍。"原来这芹菜让他想起了家乡特有的"春鸠脍"。春鸠脍是古时川菜中的一道特色菜，就是把芹菜和肉一起煮熟，味道非常好。自此之后，苏东坡就常常采摘黄州的芹菜，又取斑鸠的胸肌肉切成丝，用旺火炒至半熟，大快朵颐。这道菜至今仍有流传，还被命名为"东坡春鸠脍"。

芹菜自古就是人们喜爱吃的蔬菜，吃芹菜的历史可以上溯到春秋战国时期。《诗经·小雅》里就有"言采其芹"的诗句，《吕氏春秋》也说"菜之美者，有云梦之芹"，里面的"芹"就指芹菜。苏东坡喜吃芹菜，他的弟子兼好友——宋代的另一位著名诗人黄庭坚也喜吃芹菜。《修水县志》记载了黄庭坚的一则故事。话说在当地做官时，某天午睡，他梦见自己来到了一个乡村，遇见一位满头白发的老太婆正站在家门外的香案前膜拜，而香案上则供着一碗芹菜面。他走过去，看到那碗面热气腾腾，样子十分馋人，于是不自觉地端了起来吃了个痛快。吃完了，他才回衙门。这时正好一觉睡醒，可是他觉得自己嘴里还留着芹菜的香味，梦境也十分清晰。连做梦都想着要吃芹菜，可见芹菜的魅力有多大。

芹菜有水芹、旱芹、西芹之分。水芹生在水边湿地，旱芹生在平地，因香气浓郁，又称香芹。近年来，出现了一种从国外引进的西芹，称“洋芹”。其株特别高大，茎秆也格外脆绿，生吃或做菜都别有风味。

芹菜是上佳的养生食品。古人很早就认识到吃芹菜的好处。《本草纲目》里说芹菜能“止血养精，保血脉，益气，令人肥健嗜食”；《本经逢原》则说芹菜能清理胃中的湿浊之气。中医普遍认为，芹菜味甘性凉，有平肝清胃、祛风解热、通脉利血、醒脑润肺的功能，多吃芹菜，可以清理肠胃。

现代医学研究则表明，芹菜含丰富的蛋白质、钙、磷、铁等，其中蛋白质含量比一般瓜果蔬菜高出足足一倍，铁的含量是番茄的20倍左右，还有大量的胡萝卜素和多种维生素，因此对人体十分有益。现代药理研究还表明，芹菜由于含有一些特殊物质，对降血压、降血脂有着良好的功效。吃芹菜，尤其是吃芹菜叶，可预防高血压，对治疗动脉硬化等十分有益。

国外科学家还发现，芹菜富含水分和纤维，是很好的减肥食品。一棵芹菜大约含有四到五卡路里的热量，但是人咀嚼它，就需要四到五卡路里的热量，进入肠胃中又需要大约五卡路里的热量，所以吃芹菜不但不会增加热量，还能消耗热量。没事就嚼嚼芹菜吧，说不定能嚼出一个好身材来。

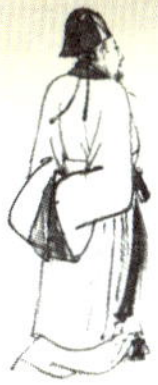

养生小锦囊

芹菜炒熟后，降压作用并不明显，最好生吃或凉拌，连叶带茎一起嚼食，可以最大限度地保存营养，起到降压的作用。此外，芹菜叶的营养素含量远远超过了茎秆。

宋命大白菜

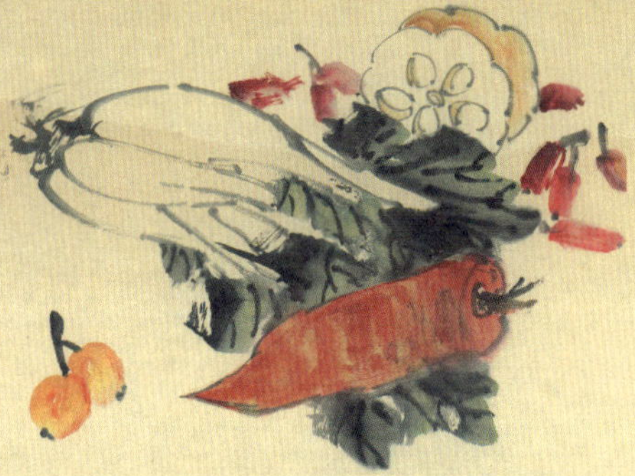

苏东坡爱吃大白菜，有诗为证：“白菘类羔豚，罗土出熊蹯。”“菘”是大白菜的古称，苏东坡这句诗的意思是说，大白菜的味道之美，就像羔羊肉、熊掌一样好吃。苏东坡的比喻是很夸张的，但居然也有不少知音。宋代的著名诗人范成大在《田园杂兴》里也写道：“拨雪挑来塌地菘，味如蜜藕更肥浓，朱门肉食无风味，只作寻常菜把供。”范成大居然把白菜比作蜜藕，看来在宋代，和苏东坡一样爱啃大白菜的也是大有人在。

白菜古称“菘”，又称包菜、黄芽菜，原产于我国，在我国民间有“百菜之王”之称。我国栽培白菜历史源远流长，在西安半坡遗址出土的陶罐中，就发现了白菜籽，说明白菜的栽培有几千年的历史。白菜之所以叫“菘”，李时珍在《本草纲目》里是这样解释的：“菘性晚凋，四时常见，有松之操，故曰菘。”原来，人们觉得大白菜的性格和冬天里傲雪挺拔的松树十分相似，所以就在“松”字上加个草头，为它命名。

中医认为，大白菜味甘，平寒无毒，有清热除烦、解渴利尿、通利肠胃的功效。元代的御膳医忽思慧在《饮膳正要》里说：“白菜味甘温，无毒，主通利肠胃，除胸中烦，解酒渴。”而《本草纲目拾遗》里则说：“（白菜）甘渴无毒，利肠胃，利大小便。”民间有一个用白菜治感冒的方子，叫“三白汤”，就是用白菜根三个、大葱白七个、白萝卜一个，以生姜做引，煎水加红糖，趁热饮服，盖被出汗，感冒即可愈。

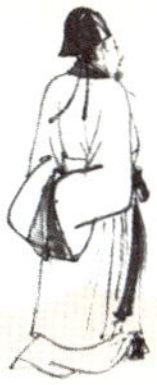

相传病入膏肓的慈禧太后，最后几天一直高烧不退，且口干舌燥、咳嗽痰多，以致呼吸困难、上气不接下气。御医们都束手无策。后来有一位御医背着大家偷偷地去请教了一位民间名医，这位名医给他出了个主意，就是用白菜汤来吊命，因为白菜能减少痰液分泌，有止咳嗽的药效。这位御医回到宫里，马上用白菜汤入药，竟然也有一点效果。但无奈慈禧太后毕竟油尽灯枯，即使是灵丹妙药，也无法救她老人家的命了。

现代医学研究表明，大白菜富含蛋白质、粗纤维、胡萝卜素、维生素等物质，还含有能分解致癌物质亚硝胺的糖酶。中国和日本的妇女患乳腺癌的几率要比西方妇女低得多，医学界认为常吃大白菜也许是十分重要的原因。此外，白菜中的纤维素还能起到润肠、促进排毒的作用，有利于促进人体对动物蛋白质的吸收。

大白菜的吃法很多，大白菜和肉类同煮，滋味特别鲜美。也可以干炒醋熘，或与豆腐、粉皮水煮，味道鲜美，滋味无穷，难怪苏东坡如此喜爱。

养生小锦囊

隔夜的熟白菜要少吃或不吃，因为新鲜白菜含有大量无毒的硝酸盐，煮熟后如放置较久，会使硝酸盐还原成毒性强的亚硝酸盐，对人体有害，因此白菜最好是现炒现吃。

事关韭菜

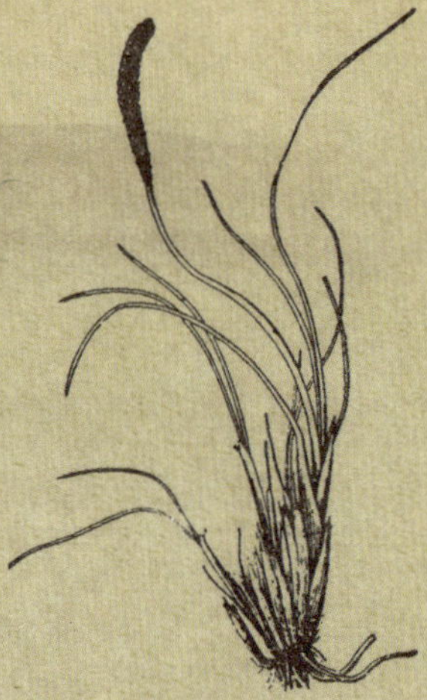

古人诗词歌赋的内容，大多来源于生活。只要我们稍加留心，就很容易从中了解到古人们的一些生活习惯。譬如苏东坡在他的许多诗歌里都提到了韭菜，便可知道其实他很爱吃韭菜。他说："渐觉东风料峭寒，青蒿黄韭试春盘。"在《春菜》里他又说："蔓菁宿根已生叶，韭芽戴土拳如蕨。"他的老友黄庭坚也喜韭菜，有《次韵子瞻春菜》诗云："韭苗水饼姑置之，苦菜黄鸡羹糁滑。"说来说去，无非都是些与韭菜相关的事情。

韭菜，又叫起阳草、懒人菜、长生韭、扁菜，这么多名称，正好表明了人们对它的喜爱。饭桌上最常见的韭菜炒鸡蛋，几乎是每一个中国人都吃过的菜式。但如果说韭菜还是一味传统中药，恐怕知道的人就很少了。其实韭菜的药用价值，古人一早就有所认识了，中医就认为韭菜味甘辛、性温，生韭菜辛而行血，熟韭菜则甘而补中，可益肝、散滞、导淤。因此，食用韭菜，可促进血液循环，疏利关节，灵活百骸。

李时珍在《本草纲目》里说韭菜"乃肝之菜也"，因为韭菜对于养肝、护肝都十分有益。他还说韭菜可补命门，可治小便频密、遗尿等病症。《本草纲目拾遗》则认为："韭菜温中下气，补虚，调和脏腑，令人能食，益阳。"也就是说，韭菜还有温补肝肾、助阳固精的作用。所以韭菜有一个特殊的别名，叫"起阳草"。关于韭菜的壮阳作用，古代还有一则笑话。话说某一天，一位客人去赴宴，在席间偶然与主人谈起了丝瓜痿阳、韭菜壮阳的事情。谈话间，主人呼唤妻子端酒上来，叫了几次，却不见妻子出来，便问儿子："你娘到哪儿去了？"儿子说："到后园去了。"主人很奇怪，又问儿子："去干什么？"孩子答说："去拔丝瓜种韭菜去了。"客人在一旁听了，偷笑不已。

现代医学研究证明，韭菜不仅鲜嫩味美，营养成分也非常丰富。韭菜含有较多的纤维素，能增加胃肠蠕动，减少粪便中有害物质对身体的毒害，可减少便秘，并可预防肠癌。韭菜还含有挥发油、含硫化合物等，具有促进食欲、杀菌和降低血脂等作用，并可防治冠心病、贫血、动脉硬化等病症。至于韭菜是否能真正壮阳，目前还没有这样的研究结果。不过，韭菜中含有大量维生素，多吃有美容护肤、益目润肺之功效，其保健作用不可低估。

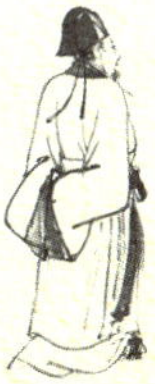

养生小锦囊

春令时节多食用鲜韭制作的主食和菜肴，可强身健体、祛病延年。但韭菜不易消化，故一次不宜吃太多，另阴虚火旺者以及患疮疡、目疾者忌食韭菜。

补药中的长者

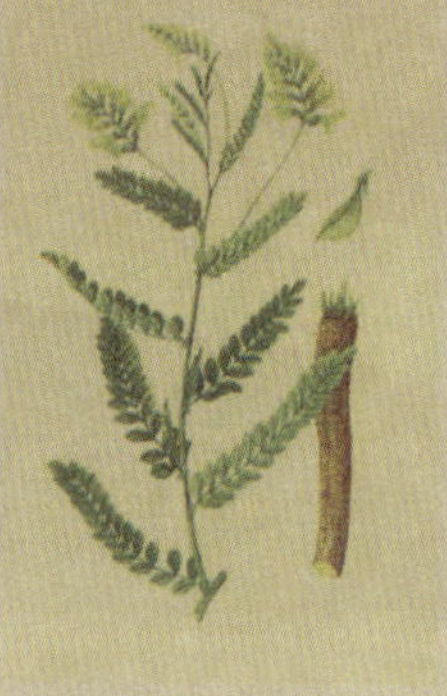

苏东坡有一首诗是这样写的："孤灯照影日漫漫，拈得花枝不忍看。白发敲簪羞彩胜，黄耆煮粥荐春盘。"黄耆，就是今天我们所说的黄芪。唐宋以后，在立春那一天，有食春饼与生菜的习俗，饼与生菜以盘装盛，即称为春盘。"黄耆煮粥荐春盘"，就是用黄芪煮粥，就着春盘里的春饼和生菜一起吃。可见，用黄芪煮粥服食，在宋代已是一种潮流风尚。

黄芪是一种药材，人们认识其药用价值已有两千多年的历史。东汉的《神农本草经》就将黄芪列为上品，当时还不叫黄芪，叫"戴糁"，后来改称为黄耆，再后来演变为黄芪。为什么要改称黄耆呢？《本草纲目》的解释是："耆，长者。黄芪色黄，为补药之长，故名。"就是说，黄芪是补药中的长者。

从植物学来看，黄芪是豆科多年生的草本植物的根，因为多产在北方，所以南方人又称黄芪为"北芪"。黄芪的别名还有绵芪、绵黄芪等等。黄芪以粗长、质绵、粉性为佳，以断面呈黄白色和味甜者为优。

苏东坡常用黄芪煮粥，这是他的养生秘方之一。中医认为，黄芪是相当滋补的中药材，其味甘性温，具有益气升阳、固表止汗、利水消肿、托毒生肌等功效。一般古人最看重的是黄芪的补气作用，它可大大缓解气虚乏力、中气不足等病症。在中医看来，平时体质虚弱，容易疲劳，常感乏力，往往是“气虚”的表现，冬令时进补，吃些黄芪，会很有益处。黄芪还有消肿的效用，清人陆定圃在《冷庐医话》里记载了这样的故事：话说一位姓王的人患了肿胀病，气喘声嘶，生命垂危，家人把他送到海宁名医许珊林处求救，许大夫用生黄芪和糯米煮成一大碗粥，令病人家属用小匙为其送服，服药后几天，王某便慢慢地喘平便通，继而全身肿消而愈，功效十分显著。此外，常服黄芪还可以避免经常性感冒。

黄芪除了可煮粥喝，还可以冲茶或煮汤喝，除了内服，也可外服。《旧唐书》记载了一则黄芪外服的故事：唐肃宗刚继位不久，太后就突然昏迷过去了，牙关紧闭，不能吃药，满堂御医一筹莫展。肃宗十分焦急，忽然想起黄芪有益气之功，便对御医说：“太后既然口禁不能服药，宜把黄芪煮汤，用汤气治疗，药入皮肤，可望治好。”御医于是连忙煮了几桶黄芪汤，置于太后榻下，顿时满室药味弥漫，不多时太后就苏醒，病也慢慢好了。

现代生药学的研究则发现，黄芪含有活性较强的氨基酸和微量元素等，所以具有提高免疫功能，调节免疫系统的作用，此外还能增强代谢，使机体细胞生长旺盛。据报道，韩国有些明星每到换季之时，就用黄芪水来沐浴，以增强抵抗力，防止感冒，据说效果相当不错，值得效法。

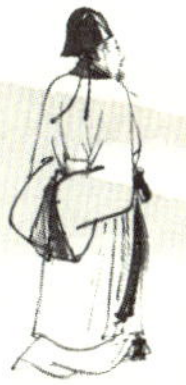

养生小锦囊

在烧肉、烧鸡、烧鸭时，放一些黄芪，可增加滋补作用，又可增添肉汤的鲜味。

长寿要诀茯苓赋

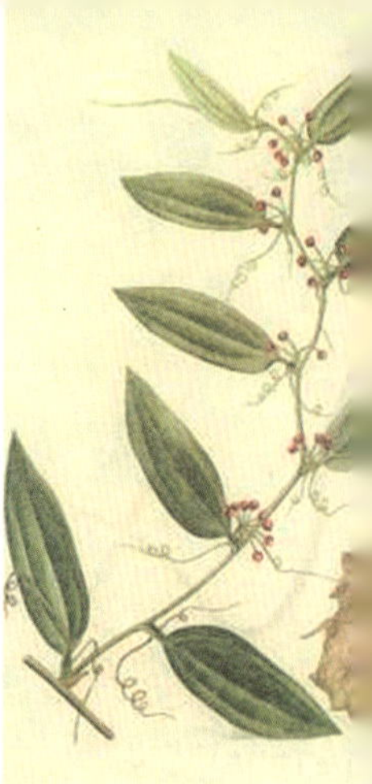

苏东坡被贬黄州、隐居东坡期间，接触乡野的机会大增，使他对各种中医药材也有了新的认识和了解。在《东坡杂记》中，苏东坡记载了服用中药茯苓的经验：“以九蒸胡麻(即芝麻)，用去皮茯苓少入白蜜为饼食之，日久气力不衰，百病自去，此乃长生要诀。”苏东坡的弟弟苏辙也认为茯苓有祛病养生的功效。苏辙年少时体弱多病，常恶心呕吐、心慌气促，到处求医都不见效，于是他干脆开始自学医术。他阅读了大量的医书典籍，从中发现了茯苓的药性平和，正对自己的病症，于是他便坚持天天服用茯苓，果然不出一年，身体便复原了。他把自己的这段经历写进了《服茯苓赋》里，向人们介绍茯苓的神奇功效。苏东坡的老友黄庭坚也喜欢服用茯苓，他还写了一首专门赞颂茯苓的词《鹧鸪天》，词云：“汤泛冰瓷一坐春。长松林下得灵根。吉祥老子亲拈出，个个教成百岁人。 灯焰焰，酒醺醺。壑源曾未醒醒魂。与君更把长生碗，聊为清歌驻白云。”可见，宋人对茯苓十分推崇。

茯苓其实是一种菌类，多寄生于松树根上，采集后经反复多次摊开晒干，即为成品。国人服用茯苓的历史十分悠久，在《诗经》里就有“采苓采苓，首阴之巅”的句子，而茯苓的药用记载，最早见于《神农本草经》，该经将茯苓列为上品，言其“久服，安魂养神，不饥延年”。魏晋时期，服食茯苓以求长寿是当时的一种风尚。南朝齐梁时期的养生家、医学家陶弘景辞官归隐时，梁武帝令

"每月赠给茯苓五斤，白蜜二斤，以供服饵"，陶弘景也称茯苓为"养神而改灵，和魂而炼魄"的仙药。

古人服食茯苓的喜好经久不衰。直到清代，服食茯苓仍为养生益寿的妙方。慈禧太后的长寿补益药方里，使用率最高的一味药便是茯苓。相传有一次慈禧太后得了病，不思饮食，御医们绞尽脑汁，选了几味健脾开胃的中药给慈禧，其中就有茯苓。御医和御厨们商议，以松仁、桃仁、桂花、蜜糖为主要原料，配以适量茯苓粉，再用上等淀粉，摊烙成外皮，精工细作制成夹心薄饼，进呈给慈禧。慈禧吃了以后，胃口大开，非常满意，并常以此饼赏赐宫中大臣。自此，茯苓饼成了宫廷名点，后来更传出宫外，成为著名的小吃。

茯苓性平和，味甘淡。传统中医认为其有利水渗湿、健脾安神的作用，临床可治疗各种水肿、脾虚、心悸失眠等症。茯苓药性平淡，"补而无碍胃之虞，利而无伤津之忧"，既能扶正，又能祛邪，可长期服用，这也是其他药物无法替代的。

现代研究则表明，茯苓的主要成分为茯苓聚糖，此外，茯苓还含有茯苓酸、蛋白质、卵磷脂、脂肪、胆碱等物质，能加强免疫力，还有较强的抗肿瘤作用，并对一般的失眠症有改善作用。

茯苓的服用方法很多，如可效法苏东坡，加入蜜糖食用；也可以浸酒服用，元代医学典籍《饮膳正要》里有茯苓酒一说，就是以茯苓煮汁蒸米，加酒曲作酒酿服用。明代李时珍《本草纲目》还有以酒渍茯苓的吃法："日食一块，至百日，肌体润泽，延年耐饥，面若童颜。"

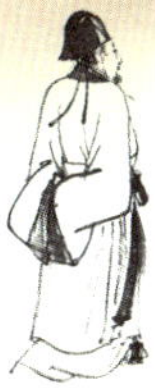

养生小锦囊

茯苓虽可健脾补中，利水渗湿，但腹胀及小便多者不适用。

日啖荔枝三百颗

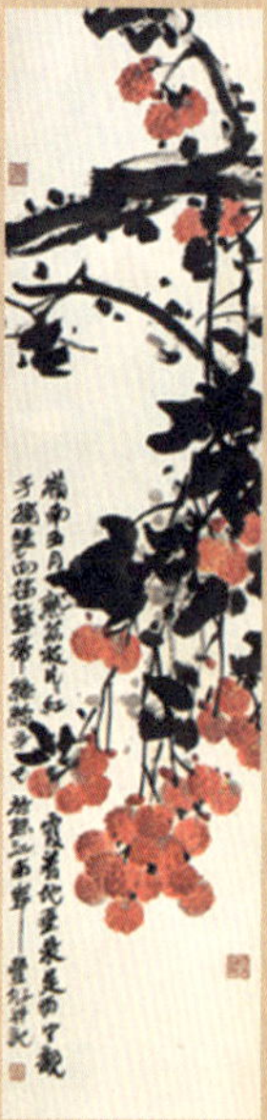

哲宗绍圣元年(1094年)，苏东坡早年的好友章惇上台当了宰相。章惇是苏东坡的老熟人了，大家都以为章惇上台后，苏东坡会有好日子过，但苏东坡自己知道并非如此。因为章惇的为人他还是比较清楚的。当年他曾与章惇一起游玩，途中有一条深涧，深涧上只有一板独木桥，下面深达百尺。章惇若无其事地从独木桥上走过去，到对面岩石上题字后，又轻松自如地走回来。苏东坡从这件事就感到了章惇为人冷酷，因为对自己生命都不在乎的人，自然也不会讲究什么友谊的。正是这个章惇，一上台便把苏东坡再次远谪，可怜年近花甲的苏东坡，只好来到了当时的化外之地——岭南。

来到岭南后，苏东坡却发现岭南的风物十分迷人，岭南四季常青，物产丰盛，让他有“岭南万户皆春色”的感受，于是他写下了“罗浮山下四时春，卢橘杨梅次第新。日啖荔枝三百颗，不辞长作岭南人”的《惠州一绝》，诗中隆重推介了岭南第一佳果——荔枝。在《四月十一日初食荔枝》里，苏东坡对荔枝更是极尽赞美：“垂黄缀紫烟雨里，特与荔枝为先驱。海山仙人绛罗襦，红纱中单白玉肤。不须更待妃子笑，风骨自是倾城姝。”此后，他年年盼望荔枝熟，写下了“荔子几时熟，花头今已繁”、“留师笋蕨不足道，怅望荔枝何时丹”等等。

荔枝是水果之王，也是营养丰富的养生食品。国人吃荔枝历史甚久，唐代便有“一骑红尘妃子笑，无人知是荔枝来”的名句。白居易则称其“壳如红缯，膜如紫绡，瓤肉莹白如冰雪，浆液甘酸如醴酪”。宋代蔡襄《荔枝谱》也说荔枝：“香气清远，色泽鲜紫，壳薄而平，瓤厚而莹，膜如桃花红，核如丁香母，剥之凝如水精，食之消如绛雪，其味之至，不可得而状也。”关于荔枝，民间有许多传说，其中最有意思的就是“挂绿”的故事：相传在唐朝年间，岭南增城有一个何素女，天天在荔枝树下编织绶带，不知过了多少年，她得道成仙。成仙后她把一根绿色丝线遗留在树上，绿丝线绕上了荔枝果，从此荔枝果上便有了一道绿痕，后人就把这棵荔枝树上结的果称为“挂绿”。

从养生的角度来看，荔枝对身体益处多多。唐代《证类本草》说：“荔枝子味甘平，无毒，止渴，益人颜色。”《本草纲目》称荔枝：“实气味甘平，无毒，主治止渴，益人颜色，食之止烦渴、头重、心躁、背膊劳闷，通神益智健气，治瘰疬瘤赘、赤肿疔肿，发小儿痘疮。”荔枝不仅风味绝佳，而且富有各种调节的功效。荔枝还可以直接入药，人们还将荔枝晒成干，荔枝干可用以益心肾、养肝血，也是很好的药材。

现代医学研究则发现，荔枝含果胶、苹果酸、柠檬酸等多种成分，能增强人的消化功能，改善人体血液循环，故有润肌美容作用。荔枝还有一项神奇的功效，就是能改善人的性功能，可治疗遗精、阳痿、早泄、阴冷诸症。此外，荔枝对治疗腰膝酸痛、失眠健忘等症均有帮助。

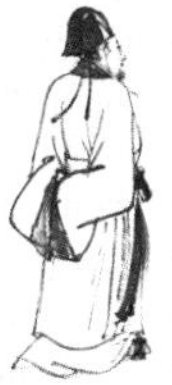

养生小锦囊

荔枝虽然好吃，但不宜多食，内热及肝火旺者更不宜吃。喜欢吃荔枝但又怕上火，可多喝盐水，或将荔枝连皮浸入淡盐水中，再放入冰柜里冰后食用，这样不仅不会上火，还能解滞，增加食欲。

寻常芋头减肥奇功

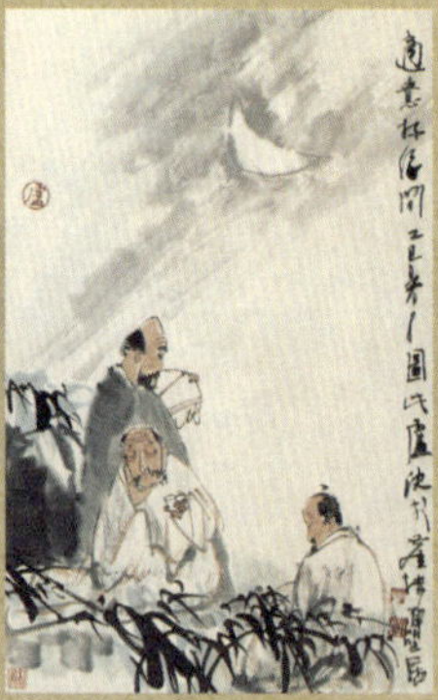

苏东坡在《东坡志林》里记载了一则关于芋头的趣事。他说有一天他儿子苏过突发奇想，用山芋做了一碗玉糁羹，他尝过以后，觉得“色香味皆奇绝”、“人间决无此味也”。从此，他对芋头推崇备至。其实芋头是人们常吃的普通食品，说得不好听，是上不了大场面的食品。但就是有不少人喜欢这种充满田园风味的美食，不但苏东坡喜欢吃，清代著名才子袁枚也喜欢吃。袁枚还在《随园食单》里记下了一则食芋妙法：“十月天晴时，取芋子、芋头，晒之极干，放草中，勿使冻伤。春间煮食，有自然之甘。俗人不知。”

芋头又称芋艿，是多年生草本芋的地下块茎，原产于中国和印度、马来西亚等。芋头在各地皆有种植。据李时珍说，四川出产的芋头，形圆而大，那里的人种来当粮食以度饥年；江西、闽中出产的芋头，形长而大，其细者如卵，味道尤其好。至于一些野芋，有大毒，不可食用。《本草纲目》还记载：“芋分有水、旱二种。旱芋山地可种，水芋水田莳之，叶皆相似，但水芋味胜，茎亦可食。芋不开花，时或七八月间有开者，抽茎生花黄色，旁有一长萼护之，如半边莲花之状也。”

人们很早就认识到了芋头的食用价值，并将它作为主食之一。在民间，有些地方至今还保留着中秋节吃芋头的习俗。

苏东坡爱吃的东西通常都有一定的养生功效，芋头也不例外。除了味道鲜美外，芋头还有药用的功能。如《滇南本草》里记载，芋头用于食疗，可治中气不足，久服能补肝胃，添精益髓，丰润肌肤。民间也有以芋头水煎内服，以治胃痛、痢疾等症的偏方。此外，芋头的茎叶有解毒疗疮之功用，可用于治疗蛇虫咬伤、无名肿痛；芋头花则可用于治疗痔疮等。

现代医学研究则表明，芋头的营养价值非常高，含有丰富的蛋白质、淀粉、脂类、钙、磷等，是一种很好的碱性食物。同时由于芋头所含热量较低，但其蛋白质和淀粉含量丰富，吃了芋头后有肚腹胀饱的感觉，十分适合减肥人士食用。

芋头既可作为主食，也可用来制作菜肴、点心。说到吃芋头的高手，还是要请出清代大才子袁枚。在《随园食单》里他专门记录了一道《芋羹》，说："芋性柔腻，入荤入素俱可。或切碎作鸭羹，或煨肉，或同豆腐加酱水煨。徐兆璜明府家，选小芋子入嫩鸡煨汤，炒极！惜其制法未传。大抵只用作料，不用水。"

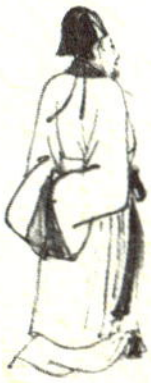

养生小锦囊

芋头忌与香蕉同食。

作药引的蜜

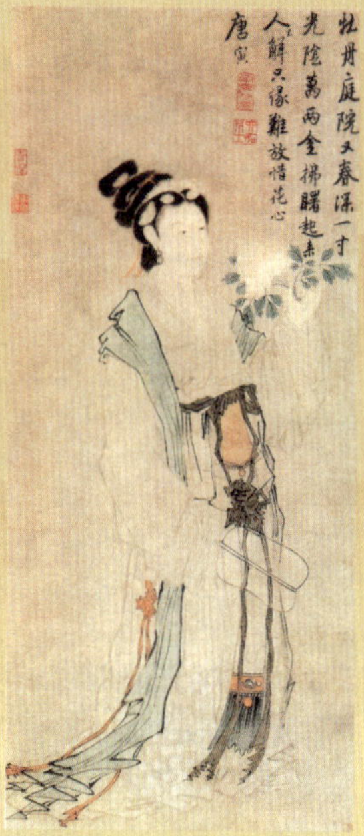

陆游在《老学庵笔记》里记载了一则苏东坡吃蜂蜜的故事：“一日，与数客过之，皆渍蜜食之，每多不能下箸。唯东坡亦嗜蜜，能与之共饱。”寥寥数语，便将苏东坡嗜食蜂蜜的癖好描写得淋漓尽致。苏东坡每天都要吃上一点蜂蜜，还爱用蜜加上姜做成姜蜜汤，称它“甘芳滑辣，使人意快神清”。他对蜂蜜的作用深有研究，在《食蜜歌》里称“蜜中有药治百疾”。闲来无事，他跟着周围的百姓学造蜜酒，并记述了酿蜜酒的方法，还题诗曰：“巧夺天工术已成，酿成玉液长精神，莫道迎宾无佳物，蜜酒三杯一醉君。”

蜂蜜是由蜜蜂采集植物的花蜜酿制而成，国人食用或使用蜂蜜有着悠久的历史。《楚辞》中就有“瑶浆蜜勺”之词，东汉末年，人们已经经常服用蜂蜜，如《三国志》里也提到了蜂蜜，当时袁术被刘备打败后，正值盛暑，“欲得蜜浆，又无蜜，坐床上叹息良久”，“乃大咤曰：‘袁术至于此乎！’因顿伏床下，呕血斗余而死”。三国时人们还喜欢用蜂蜜去渍梅，晋代则有人拿天然蜂蜜来抹面美容。晋人郭璞还写有《蜜蜂赋》：“散似甘露，凝如割脂，冰鲜玉润，髓滑兰香。百药须之以谐和，扁鹊得之而术良。”在唐代，还有史籍记载蜂蜜的一种奇怪吃法：“古岭南人取生鼠，饲之以蜜，宴时钉于席上，以筋挟取啖之，唧唧作声，故曰蜜唧。”就是用蜂蜜蘸小老鼠吃，这种吃法相当可怕。

蜂蜜对人体大有裨益，中医常常把蜂蜜作为药引，或者作为各种药剂的调和剂，原因就在于蜂蜜有中和作用。《神农本草经》把“石蜜、蜂子、蜜蜡”列为上品，指出其有“除百病、和百药”的作用，且“多服久服不伤人”。李时珍在《本草纲目》中指出：“蜂蜜入药之功有五：清热也、补中也、润燥也、解毒也、止痛也。生则性凉故能清热，熟则性温故能补中。甘而和平故能解毒，柔而濡泽故能润燥。缓可以去急，故能止心腹肌肉创伤之痛；和可以致中，故能调和百药，而与甘草同功。”

现代医学分析表明，蜂蜜的主要成分是葡萄糖和果糖，这两种糖都可以不经过消化作用而直接被人体所吸收利用。蜂蜜还含有与人体血清浓度相近的多种无机盐，并含有丰富的维生素。蜂蜜中含有淀粉酶、脂肪酶、转化酶等，是食物中含酶最多的一种，可以帮助人体分解、消化、吸收食物中的有益成分，故对人体十分有益。无论从营养，还是从保健价值来看，蜂蜜都是滋补延年的良品。

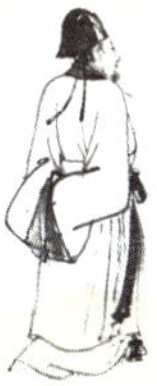

养生小锦囊

不宜把蜂蜜放在冰箱中，因容易结晶；不宜不加水直接饮用，否则多饮就会腹泻；家庭中还可用蜂蜜代替砂糖入膳，制作各种美食，可减少糖分的摄取，减少增加肥胖的机会。

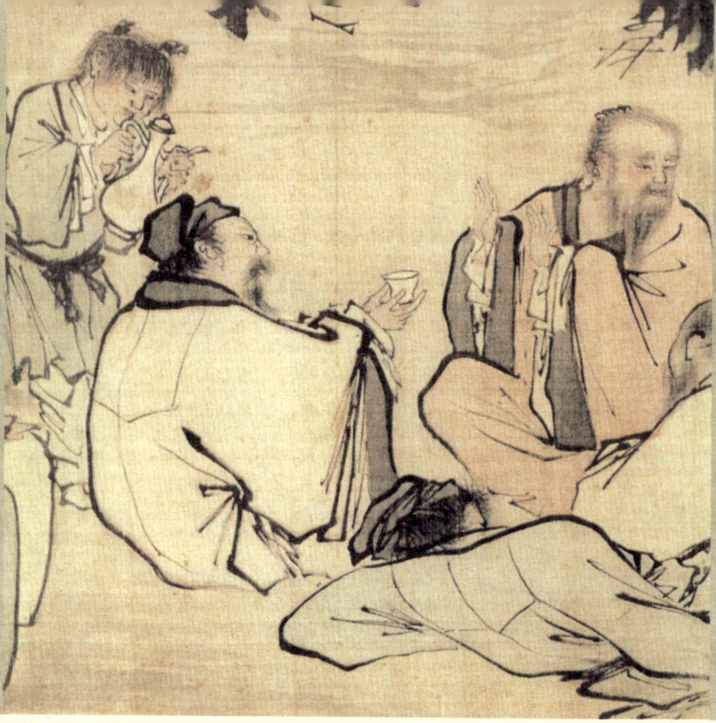

桂花香来可治病

苏东坡长途跋涉来到岭南，并没有牢骚满怀，相反，他与同行的顾秀才一起谈论岭南的风物之美。他最关心的是岭南的酒怎么样，因为他怕到了岭南后没有好酒，作起诗来就没有那么顺畅了。他问顾秀才岭南的酒如何，顾秀才卖了一个关子，告诉他到了便知道了。苏东坡到了惠州，发现这里官方专卖的酒确实不怎么样，但家酿的酒却四处飘香，如橘子酒、桂酒、松酒等。他一尝桂酒，即认为是仙露，称其“酿桂而成，盎然玉色，非人间物也”。后来他更是向当地人学得桂酒的酿造法，自己动手，酿酒待客。他说：“近得一桂酒法，酿成，不减王晋卿家碧香，亦谪居一喜事也。”他不但爱喝，也爱看别人喝，还说：“喜人饮酒，见客举杯徐引，则予胸中为之浩浩焉，落落焉，酣适之味乃过于客。”

桂花又称丹桂，其香味十分强烈。古人用桂花作为酿酒原料有很长的历史，屈原在《九歌》中就有“蕙肴蒸兮兰藉，奠桂酒兮椒浆”的诗句。《吕氏春秋》盛赞“物之美者，招摇之桂”，意指世界上最美的东西，就是招摇在山上的桂花树。据《四民月令》的记载，汉代桂花酒是人们敬神祭祖的佳品，祭祀完毕，晚辈向长辈敬此酒，长辈们饮此酒后便会长寿。唐代白居易曾用“线惠不香饶桂酒，红樱无色浪花细”的诗句来赞美桂花酒。李清照也有将桂花称为“自是花中第一流”的赞叹。

桂花香气独特，清雅可赏心，浓郁能致远。不仅如此，桂花还被认为百药之长。中医认为，桂花性温，具有醒脾、开胃、理气、宽胸、益肾、滋颜、平肝、化痰等功效。《本草纲目》记载桂花“能治百病，养精神，和颜色，久服轻身不老，面生光华，媚好常如童子”。桂花单独服用，可以治感冒、咳嗽、痰多等；与其他药物配合使用，则可治疗口干、舌燥、胀气等症状，对养身润肺，消除肠胃不适具有良好的功效；此外，还可以用于妇女闭经者，有助于调和身心。

桂花营养十分丰富，主要成分由芳香物、色素、糖分等组成，除了含棕榈酸、月桂酸、桂花醇、紫罗兰酮等芳香物质及碳氢化合物外，还含有多种氨基酸和维生素，酿酒长期服用，的确有益身心，难怪苏东坡十分推崇。

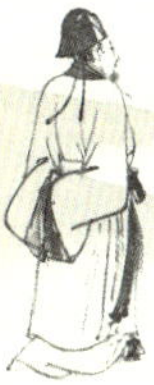

养生小锦囊

桂花、玫瑰花各三克，开水冲泡后饮用，每日两至三次。有和胃理气、温胃散寒的功效，适用于治疗胃寒疼痛、消化不良、胸闷嗳气。

饭后一杯茶，赛过活神仙

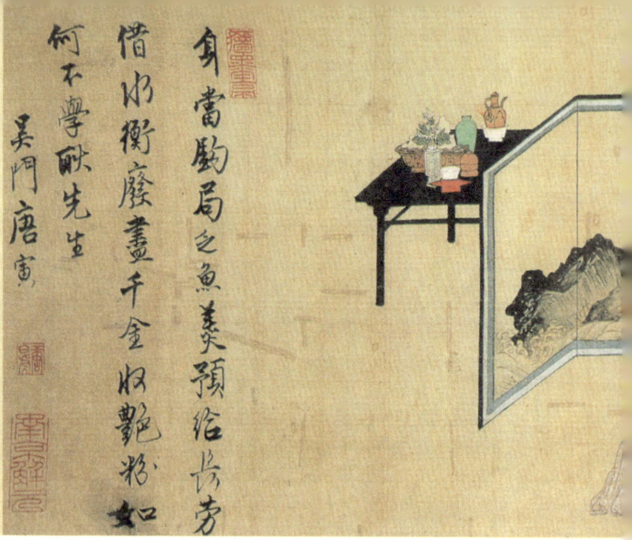

唐代诗人卢仝有一段描述喝茶乐趣的话，说得非常经典：“一碗喉吻润，二碗破孤闷，三碗搜枯肠，惟有文字五千卷；四碗发轻汗，平生不平事，尽向毛孔散；五碗肌骨清；六碗通仙灵；七碗吃不得也，惟觉两腋习习清风生。”卢诗人是喝茶的大行家，他不但道出了茶止渴生津的功效，更道出了茶可怡养性情、疏远烦念、回归自然的绝妙之处。

苏东坡对前辈的茶经非常赞同，他自己也是一个好茶客，所以不管他被贬到哪里，都想着要喝上一口好茶。他说：“且学公家作茗饮，砖炉石铫行相随。不用撑肠拄腹文字五千卷，但愿一瓯常及睡足日高时。”砖炉石铫等，是古代人煎茶的炉子和烹具，无论他走到哪里，他总要带着这些工具，不离不弃。他还说：“何须魏帝一丸药，且尽卢仝七碗茶。”而且他“每食已，即用浓茶漱口”，饭后即用茶漱口，他认为这有几大好处，一是烦腻即出而脾不知，二是肉在齿间消缩脱去不烦挑剔。他对这些细节十分讲究，不愧为养生高手。

茶自古便是人们喜欢的饮料。茶圣陆羽在《茶经》里说：“茶之为用，味至寒，为饮最宜。精行俭德之人，若热渴、凝闷、脑疼、目涩、四支烦、百节不舒，聊四五啜，与醍醐、甘露抗衡也。”李时珍在《本草纲目》中也指出：“茶苦而寒，最能降火，火为百病，火降则上清也。”可见，中医也认为茶对人体大有裨益。不过，喝茶也有一些地方需要讲究。

一是讲究时节，不同的茶类有不同的功效，在不同时节喝会有不同的效果，因此要把握好喝茶的时节。最好春饮花茶，夏饮绿茶，秋饮青茶，冬饮红茶。二是讲究时机，《红楼梦》里写黛玉在贾母房中吃完饭后，丫环们先端上漱口的茶，再端上吃的茶，黛玉并没有马上就喝，因为她认为，饭后是需过片刻才能吃茶的。这其实很有道理，因为茶叶中含有大量鞣酸，鞣酸可与食物中的铁质发生反应，生成难以溶解的物质，使胃肠黏膜无法吸收，时间一长，可导致体内缺铁；此外，鞣酸与荤食中的蛋白质合成，会延长食物的消化和粪便在肠道内滞留的时间，有害人体健康。三是讲究量度，有些人喝起茶来就没有限度，这也不好，因为茶中的某些物质如果过量了，则对人体不利，需要多加注意。

现代医学研究则表明，茶叶含有人体所需的28种元素，其所含生物碱、茶多酚及丰富的维生素，除了具有古人所推崇的生津止渴、提神醒脑等功效外，还对高血压、头痛和神经衰弱有一定的镇静作用，且有利尿等功效。茶的养生之用，是非常明显的。

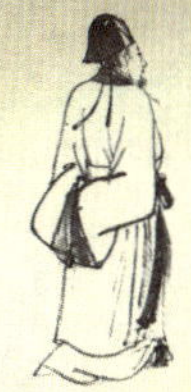

养生小锦囊

清晨起来，空腹不宜立即饮浓茶；服药前后最好不要饮茶；酒后也不宜以浓茶解酒。茶的饮量标准，每天坚持泡饮五克茶叶，有保健功效，每日泡饮十二克左右不为多。

六味地黄丸的秘方

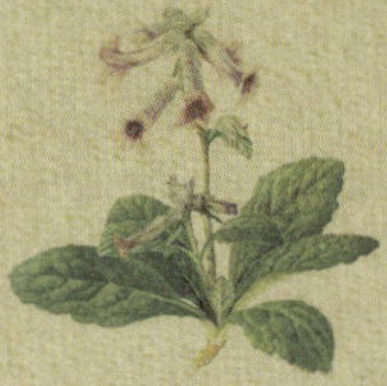

苏东坡的《地黄》诗说："地黄饲老马，可使光鉴人。吾闻乐天语，喻马施之身。"这两句诗的意思是，如果用地黄饲养老马，可以使它的老皮变得光滑如镜。用地黄喂马，不是苏东坡的创造。晋代葛洪《抱朴子》曾记载："韩子子治尝以地黄、甘草哺五十岁老马，生三驹，百三十岁乃死。"唐代诗人白居易在诗中也说过用地黄喂马：一位饥肠辘辘的采药者一大早便带着工具出门，辛劳了一天，采回不到一筐的地黄，匆匆带到有钱人家里，希望用这些地黄去换他们喂马时剩下的残粟来饱肚。

地黄又称生地、生地黄，为玄参科植物地黄的块茎，通常在秋季采挖后，除去芦头、须根及泥沙，缓缓烘干而成，称为"生地黄"。地黄是很好的药材，古人相信用地黄喂马，可使马膘肥发亮。葛洪还说过，楚文子服地黄八年，夜晚看东西如有光照，徒手就能推战车射箭。苏东坡不但相信地黄能使老马回春，而且还一直食用地黄，说它"融为寒食饧，咽作瑞露珍。丹田自宿火，渴肺还生津。愿饷内热子，一洗胸中尘"。

说起地黄，免不了要提到六味地黄丸。有传说认为六味地黄丸是孙思邈的发明，但这种说法并没有根据。六味地黄丸的真实来源，还是要归宋代名医钱乙的发明。钱乙以东汉医圣张仲景的《金匮要略》一书中记载的肾气丸为基础，去掉了温燥的附子、桂枝等药材，补上了味甘性温、补肾生精的熟地黄，才造就了六味地黄丸。他最初造六味地黄丸，初衷只是用于治疗小儿的发育不良，但没想到六味地黄丸后来竟然风行大江南北，成为滋补肝肾、养生保健的良药。传说乾隆登位后，有大臣向他献上了六味地黄丸，其疗效十分神奇，使乾隆能轻松应付后宫佳丽，于是龙颜大悦，将六味地黄丸定为贡品。六味地黄丸由六味中药组成，其中地黄一味，为补肾之专品，滋补之主药。

地黄对人体养生具有神效，这在许多医书中都有记载。如《本草纲目》说其能“填骨髓，长肌肉，生精血，补五脏内伤不足，通血脉，利耳目，黑须发”，治“男子五劳七伤，女子伤中胞漏，经候不调，胎产百病”。此外，现代医学研究发现，地黄含有含梓醇、多种氨基酸和糖、甘露醇、维生素等成分，对动物心脏具有直接加强心肌收缩的作用，对衰弱的心脏作用更为明显，并有利尿、降血糖等作用。

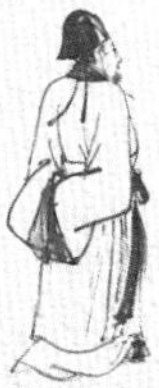

养生小锦囊

地黄虽以药用为主，但日常养生，也可多服食，如地黄鸡火锅等，冬天进食，不仅味道鲜美，还能驱寒滋补。

珠宝薏苡饭

据《后汉书·马援传》记载，东汉时期南方一带有“瘴气”，患者手足麻木，全身肿胀，由于本病多从下肢开始，故又称为“脚气病”。当时伏波将军马援奉令平定南疆叛乱，初到南方，军中就有许多将士患上了瘴气，马援一筹莫展。后来附近的百姓献上民间的食疗偏方，采用薏苡煮水服用，治愈了将士的病症。于是士气大振，南征大胜。马援凯旋时，带回了一车薏苡，想在北国种植，并称薏苡能“轻身省欲，以胜瘴气”，不料此愿还没有了，他就死了。他死后，监军梁松嫉贤妒能，上书诬告马援，说他在南方搜刮了大量明珠宝物，满载归私。光武帝偏信此言，龙颜大怒，传旨追回了马援的侯印，并逼马援遗体葬于城西。谣言中所谓大量明珠，就是那一车薏苡。苏东坡有一首《薏苡》诗，曰：“伏波饭薏苡，御瘴传神良。能除五溪毒，不救谗言伤。”这首

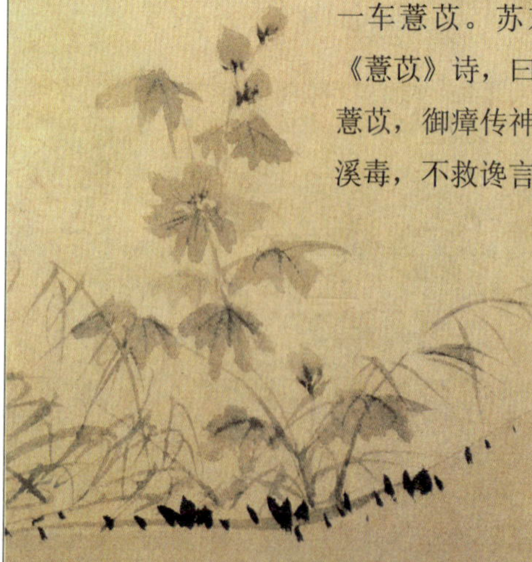

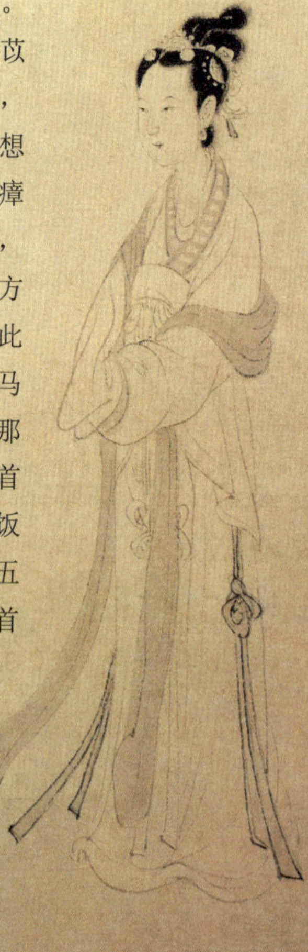

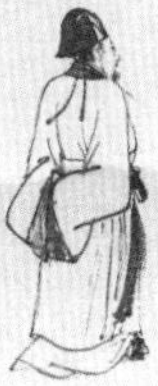

诗说的就是这个故事。当时苏东坡也遭受着谗言祸害，对马援的遭遇感同身受，他作此诗固然是有所寄托，但同时也说出了薏苡具有“中有药与粮”的养生功效。

薏苡是常用的中药，又是常见的食物。薏苡的别名很多，或称薏苡仁、苡米、苡仁、薏米等。根据加工炮制的方法的不同，薏苡仁分为生薏苡仁和炒薏苡仁。中医认为，薏苡性味甘淡、微寒，有利水消肿、健脾去湿、舒筋除痹、清热排脓等功效。相传宋代著名诗人辛弃疾曾出使北方，回朝后得了颓疝之疾，患处肿得如杯口那么大。他到处求医，都没有办法治愈。后来他遇到了一个道人，道人教他以东壁土炒薏苡仁，然后以水煮烂，熬成药膏外敷。辛弃疾依言而行，果然不久后便痊愈了。《神农本草经》中将薏苡仁列为上品，认为薏苡仁可“主筋急拘挛，不可屈伸，风湿痹，下气，久服轻身益气”；《本草纲目》则说：“薏苡仁阳明药也，能健脾，益胃。”可见，薏苡的健脾、补肺、清热、利湿之功均十分明显。

薏苡也是一种营养丰富的谷类，其中含有极丰富的蛋白质和麸皮质，以及磷质、石炭质及碳水化合物等，它的滋养成分远超白米，日常食用薏苡，也可以收到养生奇效。现代药理研究也表明，薏苡油能使血糖有所下降，降低血清钙，扩张肺血管，具有利尿作用；薏苡素能抑制横纹肌，对中枢神经系统有机能性的抑制作用，并能镇痛解热。

养生小锦囊

小孩出水痘时，可以薏苡粳米粥作为辅助治疗。但脾虚便秘者及孕妇慎服，小便多者不宜食用。

贵妃乳的诱惑

苏东坡被贬到惠州不久，刚适应这里的生活，却又遭到了新的打击。大概是他描写岭南风物的诗词传回了京城，被当权的对头们看见了，觉得不能让他继续这么逍遥，于是又找了个名目，把他贬到了更远的儋州，就是现在的海南省。当时苏东坡已经是63岁的老人家了。但对头们想不到的是，苏东坡来到儋州后，他的名气反而更加大了，还不断有人来到儋州跟随他学习。潮州人吴子野就是其中一个。吴子野本来也是一个饱学之士，见多识广，他向苏东坡学习之余，也告诉了苏东坡一个很好的养生方法，就是食芡法。

苏东坡在给老弟苏辙的信里说："人之食芡，必细嚼，而芡无五味，腴而不腻，能使人华液涌流，转相挹注，促进食欲。"这就是吴子野告诉苏东坡的妙方。芡实性温平，对人体没有大益处，在吃芡实时，人们总是一颗一颗地吃，慢慢细嚼的。在咀嚼芡实时，人的舌头、面颊、嘴唇、牙齿必须不断运动，而芡实味淡，无酸、苦、辛、咸、甘之感，可以直接调和口内津液。所以吃芡实的人，能使津液流通，食欲大增。

所以东坡家里就常备芡实，每天都要取几粒芡实含着，直到满口唾津，再鼓漱几遍，然后才徐徐咽下，天天如此，成为习惯。其实，吃芡实并不是他的专利，他的半个师父——提携他的宋代大文学家欧阳修也喜吃芡实。欧阳修还有一首诗，诗云："香新味全手自摘，玉洁沙磨软还美。一瓢固不羡五鼎，万事适情还可喜。"欧阳修还说，巴不得早日告老还乡，结茅临野水，栽养鸡头莲，天天吃芡实呢！

芡实，由于茎上花似鸡冠，所以又名鸡头米、鸡头实、鸡头肉。由于芡实别称"鸡头"，所以又有人叫它为"杨贵妃"或者

“贵妃乳”。这一艳名可大有由来，话说唐玄宗李隆基与贵妃杨玉环在华清池内洗澡，杨贵妃出浴，锦袖初起，蝤蛴微露，唐玄宗扪弄其乳曰：“软温好似新剥鸡头肉。”正好与芡实别称“鸡头”一样，于是后来也有人称芡实为“杨贵妃”或“贵妃乳”。

芡实是一种睡莲科草本植物芡的果实，呈圆球形，表面光滑，质硬而脆，破开后，色洁白，富粉性。芡实有很高的药用价值。《神农本草经》将芡实列为上品，“主治湿痹，腰脊酸痛，补中除暴疾，益精气，强志，令耳目聪明，久服轻身不饥”。《神农本草经百种录》：“鸡头实，甘淡，得土之正味，乃脾肾之药也。脾恶湿而肾恶燥，鸡头实淡且香，则不伤于湿；质粘味涩，而又滑泽肥润，不伤于燥。凡脾肾之药，往往相反，而此则相成，故尤足贵也。”《本草求真》则载：“芡实功与山药相似，然山药之补，本有过于芡实，而芡实之涩，更有胜于山药，且山药有补肺阴，而芡实则止于脾肾，而不及于肺。”中医认为，芡实和莲子有些相似，但芡实的收敛镇静作用比莲子强，用处更广，具有滋养强壮、补中益气、开胃止渴、固肾养精等作用。民间有许多有关芡实的偏方，如将芡实与瘦肉同炖，对解除神经痛、头痛、关节痛、腰腿痛等虚弱症状有很好的功效。

从成分上来看，芡实所含的碳水化合物极为丰富，而含脂肪却十分少，因而极容易被人体吸收。且人体服用芡实调整之后，再服用其他补品，消化系统就能较快适应了。苏东坡在晚年喜欢嚼芡实，也有一定的科学根据。

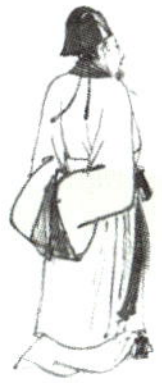

养生小锦囊

芡实可用于美容，《遵生八笺》中有记载：取生芡实、金银花茎叶、干藕各五百克，在锅内蒸熟，再晒干研成粉，每次饭前服用，有美容、安眠作用。

蒸的就是不一样

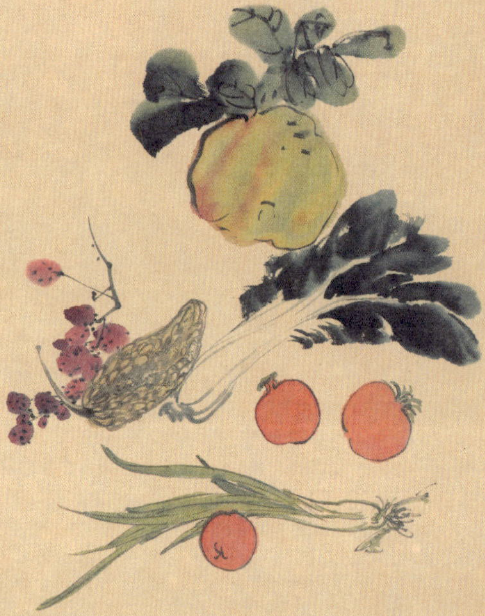

苏东坡是四川人，川菜里有一道粉蒸肉，软糯适口，滋味无穷。也许受到家乡美食的诱惑，苏轼对蒸菜情有独钟。在他的诗文中，有许多提到蒸菜的地方。如《蒸豚诗》，就描绘了蕉叶蒸猪头的无穷滋味："熟时兼用杏浆浇。红鲜雅称金盘饤，熟软真堪玉筯挑。若把毡根来比并，毡根自合吃藤条。"

蒸食的做法有悠久的历史，三国时谯周的《古史考》记载："黄帝时有釜甑，饮食之首始备"、"黄帝始蒸谷为饭，蒸谷为粥"。他把蒸这种烹饪方法说成是黄帝发明的，这当然有些牵强附会，但蒸这种烹饪手法在我国源远流长，则是有依据的。人们非常喜欢蒸菜，在古代文学许多篇章中也有体现。如《西游记》中就多次提到，妖魔鬼怪总想把唐僧捉来蒸了吃掉，还认为猪八戒皮厚肉肥，要隔水蒸才有滋味。《西游记》的作者吴承恩是江苏人，《西游记》完稿时，吴承恩正在蕲州生活。蕲州人喜吃蒸肉，大概吴老先生一不小心，便将蒸菜写进了小说里。

蒸唐僧肉吃了是否真的可以长生不老，我们就不去考究了。但蒸这种烹饪方法，和养生有莫大的关系，却是实实在在的。美国大众营养健康科学中心最近发表了一项研究结果，指出中餐是许多美国人外出就餐时的最爱，但某些菜肴的盐分和热量较高，因为中餐馆在烹调时使用植物油并以大量海鲜、家禽、蔬菜作为原料，采用煎、炸等方法烹饪，于是食物中便产生了不少有碍人体健康的油脂和焦变物质，并且盐分很高，对身体健康有不良的影响。

但是蒸的食物就不同。和其他烹饪方法比较，蒸除了能保证食物的原始味道外，还具有其他烹饪方法无法比拟的长处：蒸不同于炒，炒菜讲究火候，油大味杂，植物油脂肪较多；蒸也不同于炸，炸制食品外表虽然焦脆，但内里绵软，只有表层的焦香，且油分含量极多；蒸更不同于煎，煎改变了食物的本味，在煎烤的过程中，菜失本味而增他味。蒸菜有诸多好处，在其制作过程中，菜的营养得以保证，而其他有碍人体健康的油脂和焦变物质则不存在，蒸菜的油脂也要比炒菜的油脂少一半。

更关键的是，蒸菜对原料要求极为苛刻，任何不鲜不洁的菜，蒸制时缺点都暴露无遗，比如不鲜的鱼，蒸是无法掩盖其异味的。蒸菜还能减少其他烹饪方式带来的油腻与烟尘污染。更重要的是，清淡之食益处多多，吃蒸菜不会上火，更不会吸收过多的脂肪。

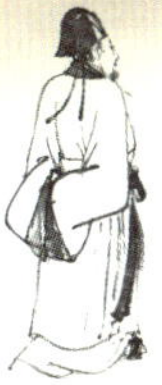

养生小锦囊

蒸菜最关键是对蒸制时间的控制。此外，有腥膻气味的原料应单蒸，以免混味；质嫩的原料宜沸水蒸，酥烂的宜冷水蒸。

涌泉穴不是用来点的

苏东坡因为诗文害祸，被一路南贬。北宋时，岭南和海南一带还是蛮荒之地，苏东坡所到之处多是偏僻荒野，这些地方气候环境相对恶劣，湿气又重，面对陌生的地理气候环境，十分容易水土不服，产生疾病。但苏东坡却仍好好的，这得益于他有一套强身健体的妙法。在《仇池笔记》里他记曰："扬州有武官侍其者，官于二广十余年，终不染瘴。面红腻，腰足轻快，初不服药。每日五更起坐，两足相向，热摩涌泉穴无数，以汗出为度。"

苏东坡说这个扬州来的武将，在两广生活了十多年，一直面色红润，腰腿轻快，原来是因为他每天五更就起坐，两足相对，热摩涌泉穴无数次，以汗出为度，所以很少得病。按摩涌泉穴，就是苏东坡强身健体的妙法。

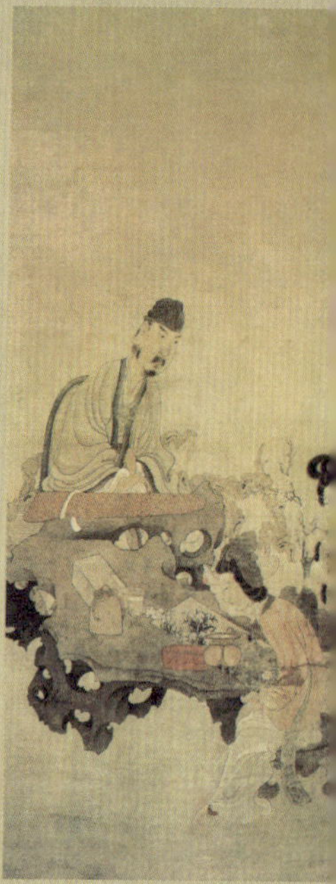

在武侠小说里，我们常常可以看到涌泉穴。涌泉穴可是武侠小说家们心目中一等一重要的大穴。金庸在《倚天屠龙记》里描写到张无忌和赵敏共处一室时，为了逼赵敏就范，张无忌将九阳神功经双手食指输入赵敏脚底的"涌泉穴"，并不断游走周围，赵敏顿时感觉像几千万只蚂蚁同时在五脏六腑、骨骼血管中爬动、咬噬一般。此法一出，郡主赵敏乖乖地屈服，不但打开了绿柳山庄地牢的大门，还芳心暗许，以至后来不惜与父亲决裂而与张无忌私奔。当然，武侠小说的描写夸张失实，但就涌泉穴的重要性来说，也不无根据，因为涌泉穴与人体器官有着密切关系。

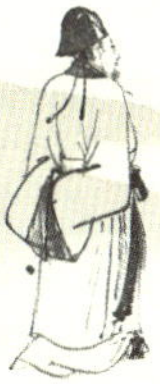

在中华民族医学宝典《黄帝内经》里，就有关于涌泉穴的详细记载。《黄帝内经》中说：“肾出于涌泉，涌泉者，足心也。”意思是说，肾经之气犹如源泉之水，来源于足下，涌出灌溉周身四肢各处。中医学认为，涌泉穴是心肾两经的相接点，在足掌心前三分之处，即当屈足趾时出现的凹陷处。涌泉穴主肾及与肾有关的脾、胃、心、肺等脏腑病症，所以非常重要，东汉神医华佗就非常重视，在他的《五禽戏》里，专门创立了足部导引术，并称为“足心道”。

古人认为，按摩涌泉穴能起到镇静安神、疏肝明目、健胸壮骨的作用。现代一些中医认为，按摩此穴对防治高血压、头顶痛、眩晕、食欲不振等多种疾病均有疗效。但从科学的角度看，按摩涌泉穴是否能治疗疾病，仍有着不同的意见。不过现在人们普遍认为，在生活节奏逐渐加快、工作压力增大的情况下，按摩涌泉穴不失为调整身体状态、缓解生活压力、走出亚健康状态的一种理想方式。通过按摩，可以达到缓解疲劳、放松神经、促进全身血液循环的效果，只要经常做，手法正确，对身体还是有好处的。

养生小锦囊

涌泉穴的位置大概在脚掌前部三分之一处，在此画一横线，正中间就是涌泉穴。

写字也能养生

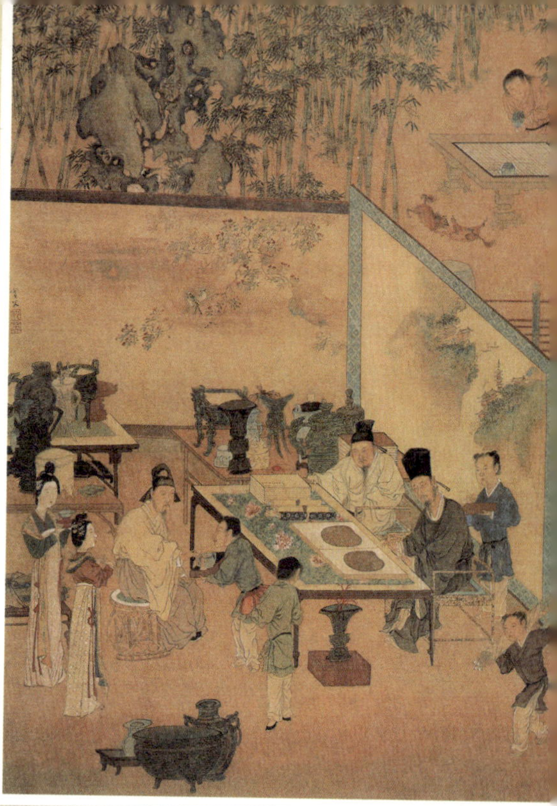

众所周知，苏东坡除了是大诗人、大养生家外，还是天下闻名的大书法家。他与黄庭坚、米芾、蔡襄并称为书法史上的“宋四家”，其书法笔圆韵胜，天资焕发，前无古人，后无来者。他还擅长丹青，所画的竹石古木，自写胸臆，意趣盎然。他的《黄州寒食诗帖》被誉为天下第三行书，黄庭坚就十分激赏，在《黄州寒食诗跋》中赞曰：“东坡此诗似李太白，犹恐太白有未到处。此书兼颜鲁公、杨少师、李西台笔意，试使东坡复为之，未必及此。”

书法是博大精深的国粹之一，民间流传着许多书法家的传说故事，如王羲之父子洗墨、写鹅等故事，又如怀素草书的故事。这些故事人们耳熟能详，一抓一大把，都说明了书法和人们生活关系之密切。而说到书法与养生的关系，人们一般也都认为书法对养生是有帮助的。自古以来，许多著名书法家都很长寿：颜真卿76岁，柳公权87岁，欧阳询84岁，文徵明89岁。书法可以养生，已经成为人们的共识。

书法养生的道理很简单，唐代虞世南在《书髓》中说书法是“禀阴阳而动静，体万物而成形”，尽管各种字体风格各异，但都表现出了一种和谐自然的美，练习或书写书法，能让人感到美的享受，能陶冶人的情操，使人在艺术、修养、气质上都得到升华。

从中医的角度看，书法与养生之间也确有渊源，中医学认为：“人有五脏化五气，以生喜怒悲忧恐。”这五气其实就是人的五种情绪。情绪的波动过大，并不利于内脏的调养。而练习书法，正好可以调整心态，使情绪稳定。如在狂喜之时，习书能凝神静气，精神集中；暴怒之时，习书能抑郁肝火，心平气和；忧悲之时，习书能散胸中之郁，精神愉悦；过思之时，习书能转移情绪，抒发情感。书法调节情绪的作用非常明显，运用得当，对人的身心健康很有帮助。而且在练习书法时，人的精神高度集中，甚至达到了忘我的境界，心思都融入到文字的意境美中，可以忘却许多日常生活的烦恼，对减少压力也很有帮助。

书法不仅可调节精神情绪，它本身也是一种肢体锻炼。写书法时要求凝神静气，力贯纸背，执笔人其实是在白纸上做着各种肢体运动。如前落后顾、左撇右捺、上折下弯，无一不是从各种不同的角度运动筋骨，包括手臂的神经和肌肉，也包括指、臂、肩、背、腰、腿等相关部分。尽管这种运动很舒缓，但效果却十分明显，而且适合人们长期练习。正因为书法有这等妙用，所以人们一直把习书推为养生的妙法。

辟谷 断粮清肠胃

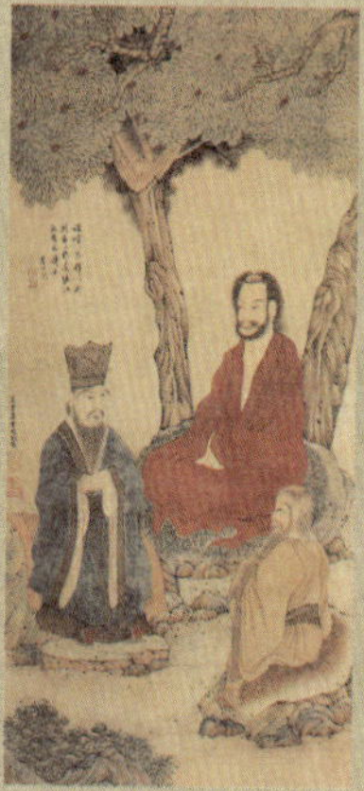

苏东坡深受道家文化的影响，对道家的养生之术也很了解。他在文集里讲了一个关于辟谷的故事，他说洛阳有一个洞穴，深不可测，有人掉到洞穴里去了，出不来，没有东西吃，饿得很。但有一天，他看到洞穴内有很多龟蛇把自己的头伸向东方，吮吸早上的太阳光并不断咽吞。于是他也学龟蛇的方法，向东吸食太阳光。这样不停地吸食下去，渐渐地他就感觉不饿了，而且变得身轻力强。后来回到家，依然不食五谷，不知道过了多久才死去。

辟谷，亦称“断谷”、“绝谷”，即不吃五谷的意思。辟谷是道家的一种古老的养生法，源于道士们“修仙”的方法。辟谷一般辅以服气，即在辟谷的时候，辅以导引吐纳，以增加功效，提高层次。《山海经》里说：“列姑射山在海河洲中，山上有神人焉，吸风饮露，不食五谷，心如渊泉，形如处女。”这说的就是神仙服气的故事。东晋葛洪的《抱朴子》里也有一则辟谷的故事，说某郡人张广定，避乱时将四岁的女儿藏在有竖洞的古冢中，只给了数月的干粮和水，三年后回来，本欲收女儿尸骨，哪知她还活着，原来是断粮之后，她学着墓里的动物，以吸气为生。张广定找到那个吸气的动物，原来是只大龟。这个故事与苏东坡讲的故事大同小异，大概苏东坡的辟谷故事就是从这个故事演变而来的。

辟谷曾在隋唐时大兴于朝野，神仙家们认为，人们吃的五谷杂粮太多，后天的谷气多一分，先天的真气就少一分，人没了真气就会死。因此，要是人活着不吃饭，就能保全先天真气，而后才能长生不老。如西晋张华在《博物志》中说道：“所食愈少，心愈开，年愈益；所食愈多，心愈塞，年愈损。”这种理论现在看来是比较滑稽的，但在当时，相信的人还真不少。

据道家书籍记载，辟谷的方法有一百多种，大致可以分为三类：第一类是服用铅、汞之类的金丹，这种方法十分之危险，不知断送了多少道人的小命；第二类则是食饵、芝草等各种仙药，也有一定的危险性，因为这些药草一个不小心搭配不当，可能会引起中毒；再一类就是服“气”，也就是苏东坡所说的辟谷。相比之下，这是比较安全的做法，张开嘴吸纳空气就是了，据说服气几个月后，就有真气汇聚丹田，久而久之，就不再需要吃饭了。

在中医学理论里，辟谷的宗旨就是通阳化气，对化解病气大有裨益，可疏通经络，迅速排毒。从现代医学理论来看，辟谷并非完全迷信，而是有一定的医学根据。因为一个正常人，在饮水的条件下，不吃任何食物，而只消耗利用自己体内储存的糖、脂肪、蛋白质等营养物质，可以维持一段较长的时间。而在健康的基础上进行断食，有利于人体解毒，清洁和净化机体，恢复整个人体代谢平衡和系统活力，修复、改善并消除机体存在的隐患和病灶。据日本医学界研究，五至十天的辟谷治疗，可以使人体内的巨噬细胞含量提高一倍，对身体有一定的好处。

不过，苏东坡虽然说得很动听，但他的辟谷并不是真正的辟谷，他只是借题发挥，聊以自嘲而已。因为当时他被贬海南，海南物价很贵，苏东坡的薪俸又少，都快要断粮了，所以才有辟谷一说。至于真正的辟谷，估计爱吃猪肉的他是做不来的。

山水有主我当先

苏东坡官场屡遭失意，每一次被贬谪，他就被迫到一个新地方去上任。但无论到哪里，他总是能给自己找到快乐，因为他可以到处游玩，享受江山风月。他还把他的游迹写进了文章里，并流传千古。如《赤壁赋》：“且夫天地之间，物各有主。苟非吾之所有，虽一毫而莫取。惟江上之清风，与山间之明月，耳得之而为声，目遇之而成色。取之无禁，用之不竭。是造物者之无尽藏也，而吾与子之所共适。”又如《临皋闲题》：“临皋亭下八十数步，便是大江，其半是峨嵋雪水，吾饮食沐浴皆取焉，何必归乡哉？江山风月，本无常主，闲者便是主人。”这种寄情山水的情怀，也是苏东坡疏解压力的重要方式，是他养生的另一个妙法。

寄情山水是中国古人的传统，古人热衷于回到自然，这与中国传统哲学“天人合一”理

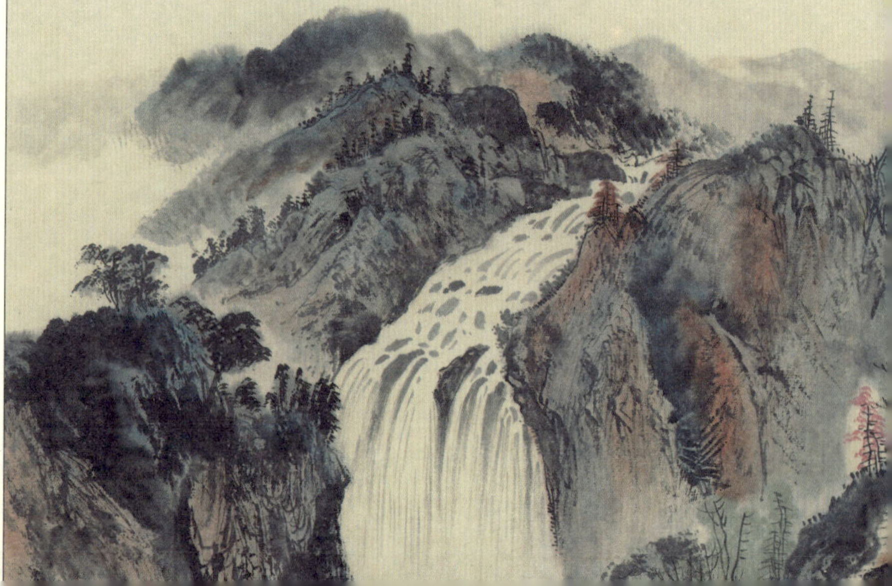

念密不可分，他们往往在郁郁不得志的时候，就诉之于自然。譬如晋代的陶渊明不肯为五斗米折腰，辞官归到故里，在山水田园里过活，反而成为千古文人效仿的对象。“悠然见南山”的景物很简单，但是意境十分深远，让人向往不已。唐代被贬到广西的柳宗元，也在心情郁闷的时候跑到永州去游览，永州周围的美丽风景让他豁然开朗，还让他写出了《小石潭记》的著名篇章，那种清静与快乐并不是功名利禄所能提供的。宋代陈直撰著《寿亲养老新书》说：“余家深山中，每春夏之交，苍藓盈阶，落花满径，门无剥啄，松影参差，禽声上下。从容步山径，抚松竹，与麋犊共偃息于长林丰草间。坐弄流泉，漱齿濯足。”文中的自然景物就像山水长卷，引人神往。寄情山水固然有逃避现实的一面，但也有着亲近自然、修身养性的一面，对人的健康大有裨益。

由于古代交通不便利，要欣赏江山风月并不是一件简单的事情。到各大名山大川去，没有飞机汽车的古人，交通基本靠走。游览山水的过程，也就是步行锻炼、登山涉河的过程。经常这样锻炼，能使人气血流通，利关节而养筋骨，畅神志而益五脏。所以寄情山水、亲近自然，既可锻炼身体，又能颐情养性，十分符合苏东坡的“劳逸结合”的养生理论。

对于现代人来说，寄情山水更有实际的意义。首先是可以亲近自然，让人可以从城市浑浊的空气中解放出来。现代医学研究表明，在负氧离子含量少的环境里，人就会感到头痛、恶心、晕眩、疲劳；而身处负氧离子含量多的环境里，人的新陈代谢明显活跃，食欲增加；繁华城市里的阴离子很少，而乡村、山地里的阴离子较多，海边、瀑布等地含量最多，十分有益身心。其次，亲近自然，赏江山风物，致旷达情怀，还可以让心情舒畅，使人从压力中彻底解脱出来。

无竹让人俗

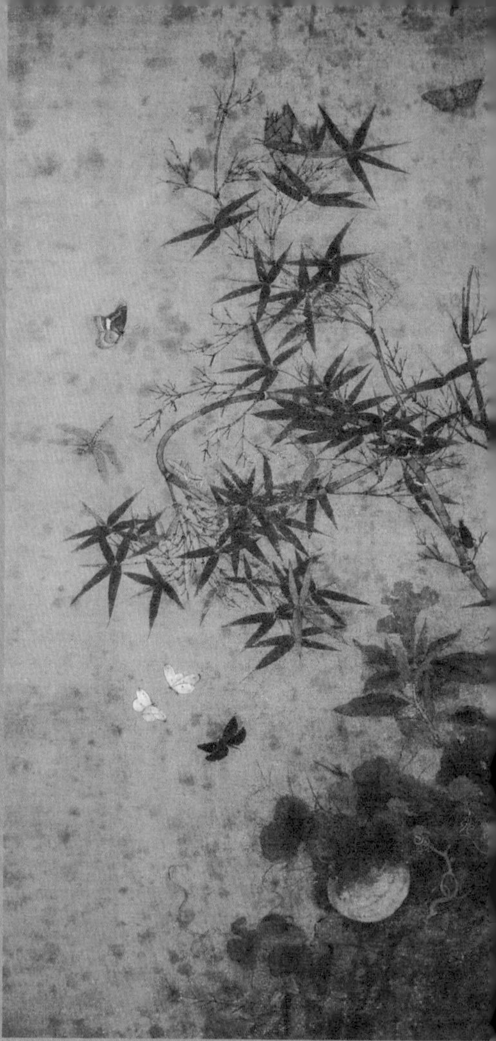

苏东坡对竹子情有独钟，他在《于潜僧绿筠轩》中写道：“宁可食无肉，不可居无竹。无肉令人瘦，无竹令人俗。人瘦尚可肥，士俗不可医。”这几句话被后人传咏不休，一时之间，人们但凡说高雅，都要说自己“不可居无竹”，其实苏东坡在这里强调的是环境对人的情志的熏陶，以及环境对人的生活的积极影响。

竹，又称为筱，竹子经冬常绿，杆直有节，故与梅、菊、兰并称“岁寒四友”。早自《诗经》开始，竹子就是高雅的代名词，如《卫风•淇奥》诗云：“瞻彼淇奥，绿竹猗猗，有匪君子，如切如磋，如琢如磨。”就是用竹子来形容君子的。魏晋的阮籍、嵇康、山涛、刘伶、阮咸、向秀、王戎等人，生于乱世，却志怀高洁，放旷不羁，常在竹林下一起酣歌纵酒，人称“竹林七贤”，历来是人们称颂的有气节之士。唐代诗人杜甫称“风含翠筱娟娟净”，把竹子清新高雅的特性说得淋漓尽致。唐代另一位诗人白居易晚年退居洛阳，在“十亩之宅，五亩之园，有水一池，有竹千竿”的家园中，读佛书、习禅定，还说他“日晚爱行深竹里，月明多在小桥头”，恬静的心态跃然纸上。文人雅士爱竹子的故事太多了，人们一方面欣赏竹子高雅的品性，另一方面也认为，竹子能熏陶出人良好的气质。

竹子还是历代丹青大师的至爱，唐宋以来，擅长画竹的名家辈出。苏东坡向文同学画墨竹，对文同的“胸有成竹”推崇备至，他赞道：“与可画竹时，见竹不见人，岂独不见人，嗒然遗其身，其身与竹化，无穷出清新，庄周世无有，谁知此凝神。”苏东坡爱竹、咏竹、画竹，其实很有深意，他借竹的形象表现自己不媚权贵、恪守淡泊的人格和情操。正是这种人格情操，让他的心态更加平和，对养生也更有裨益。

现代心理学研究表明，人具有两重性：一是肩负着社会和家庭的责任的社会人，一是要确认自我价值、体验人的自由的个体人。现代人更多的是肩负了第一种责任，大多数人朝九晚五、早出晚归，为的是创造更多的价值和财富，但与此同时，就往往忽略了自我价值的实现。也许现代人应更多地向苏东坡学习，到宁谧幽雅的绿竹丛中，与竹清丽俊秀的风姿、坚贞刚直的品质相邻，并以这种情志熏陶自身的品质，缓解社会和个人责任之间的矛盾。

也无风雨也无晴

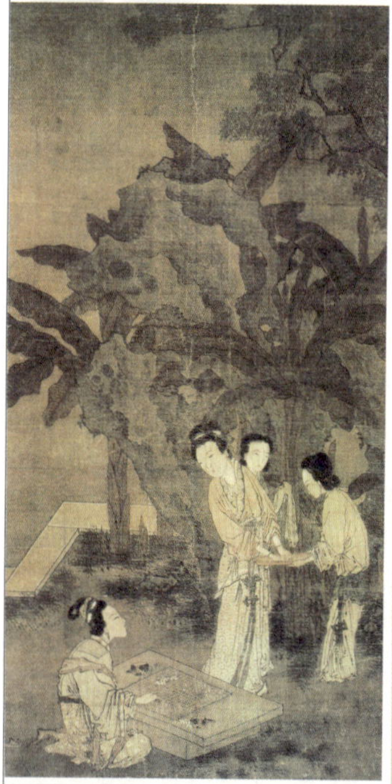

苏东坡遭遇乌台诗案后，坐了一百多天的牢，要不是宋太祖在位时定下规矩不能杀大臣，苏东坡恐怕早就一命呜呼了。虽然后来他被放了出来，但迎接他的还是一连串的风雨。他被贬到黄州后，在写给朋友的信里说："黄州僻陋多雨，气象昏昏也。鱼稻薪炭颇贱，甚与穷者相宜。"不过他也没有愁眉苦脸，他写了一首《定风波》，词曰："莫听穿林打叶声，何妨吟啸且徐行。竹杖芒鞋轻胜马，谁怕？一蓑烟雨任平生。　料峭春风吹酒醒，微冷。山头斜照却相迎。回首向来萧瑟处，归去，也无风雨也无晴。"词中写春寒料峭、风雨袭来的时候，虽然只有竹杖芒鞋和一袭绿蓑衣，但也可以吟啸徐行。回首前尘往事，他用了一句非常经典的话——"也无风雨也无晴"，把他的豁达心胸都写了出来。的确，自我调节心情，保持平常心，也是他调养身心的良方。

古人一直崇尚"养心重于养身"的理念，中医理论认为人的精神活动和人的内脏之间是有着紧密联系的。所以古代有许多关于情志致病的论述，《黄帝内经》里说：“悲哀愁忧则心动，心动则五脏六腑皆摇。”意思是过度的情志活动，会影响五脏六腑。《黄帝内经》还说：“怒伤肝、喜伤心、忧伤肺、思伤脾、恐伤肾。”要想五脏六腑都不伤，最好不要有任何的喜怒哀乐。这当然是不可能的，人人都有七情六欲，正常的精神活动当然是必需的，人们只能减少过度或异常的情志活动。过激的情绪变化，会使相应的内脏产生病变，甚至引起精神的失常。《三国演义》里的周瑜，总算是一代英雄，但因为算计不过诸葛亮，暴怒之下，连呼数声“既生瑜，何生亮”，终于一命归西。《儒林外史》里的范进，考进士考了几十年，年年都名落孙山，他自己都习惯了，然而突然有一天，有人来报他中了举人，于是他暴喜过度，痰涎上涌，迷住心窍，竟变得痴痴呆呆了。《红楼梦》中的林黛玉，一点小事就郁郁寡欢，最后伤及元气，早早夭亡了。这些都是情志过度变化引起的严重后果。因此保持一颗平常心，以“也无风雨也无晴”的态度面对生活，保持稳定的心理状态和达观的处世态度，才是养生的最佳方法。

现代医学资料统计也显示，易发脾气、暴躁、性格冲动的人，患上心脏病的几率是心境平和的人的两倍以上。急躁、好发脾气、争强好胜、缺乏耐性等，则是诱发冠心病的危险因素，因为长期心境失和，会使得心血管系统呈高反应性，容易造成血压升高、心率加快等情况。美国前国务卿基辛格博士有一个很经典的论断，他说美国医院里四分之三的病床，都是被那些由坏情绪引起疾病的患者所占用的。因此，为了我们的身体健康，还是好好学习苏东坡的达观，保持我们的好心情吧。

道家养生秘诀

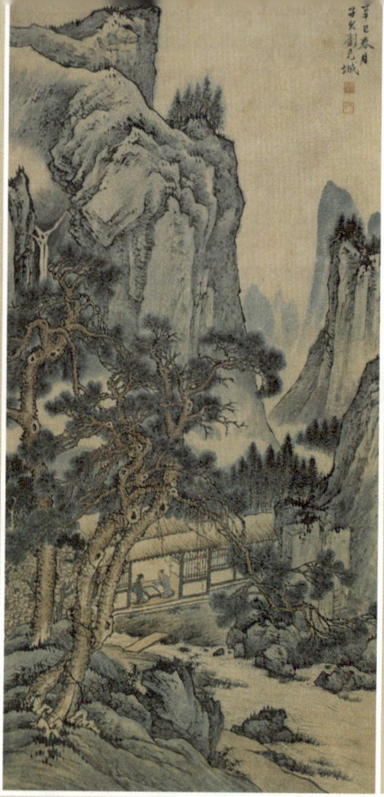

苏东坡的人生波澜壮阔，一如他的词，“须关西大汉，铜琵琶、铁绰板，唱‘大江东去’”，但在养生方法上，他却崇尚小桥流水式的清静之道。在《东玻志林》中的《养生说》一篇里，他写自己静坐养生的过程，“惟在摄身，使如木偶”，意思是要像木偶那样纹丝不动。他还常常念叨着：“今我此身，若少动摇，如毛发许，便堕地狱！如商君法，如孙武令，事在必行，有犯无恕。”在黄州谪居期间，他更是闲居看书，研读佛经，在安国寺的茂林修竹、破池亭榭中，觅得清净之所，隔几天就去焚香默坐，深自省察，这令他有“物我相忘，身心皆空”的快乐。这种以清净安命的养生之道，在东坡中年以后的生活中占有重要地位。他在《鱼枕冠颂》一文中有句“五浊烦恼中，清净常欢喜”，便是这种健康心态的最好注脚。

讲究清静原是道教的养生之法。道教创始人老子在《道德经》里就提出了“清静无为”的主张，清静无为是针对心神多种变化而言的，特别是针对“躁”、“乱”、“忧”、“悲”等而言的。老子推崇以清静养生，以静制躁，这和中医理论十分相近。我国现存最早的中医理论著作《黄帝内经素问》里就说：“静则神藏，躁则消亡”、“心乱则百病生，心静则万病悉去”。如此看来，思想清净，则心神调畅，宁静淡泊，才能使精、气、神内守而不散失，从而达到身心和谐的健康状态。

苏东坡融儒、道、佛思想于一身，对道家的清静之说十分了解。他在胶西任地方官时，还曾主持修建盖公堂。盖公是西汉开国大臣曹参的老师，他一贯主张“治道贵清静而民自定”。苏东坡修盖公堂之余，作了一篇《盖公堂记》赞扬盖公，其中有一段提到了治病和治国一样，要像盖公一样“贵清静”，否则乱投医、用药，小病也会酿成大病。

东坡先生的这个主张，并不是虚无缥缈的道家学说。现代科学证明，静养心神属自我调节，能保护大脑少受或不受外界不良因素的干扰，使生理功能处于最佳状态。高血压、糖尿病、动脉硬化等病人，在积极治疗时，保持清静养神，也是对人体的一种保护和放松，有利于早日痊愈。

“静”包括了两个层面上的意思：一是内心的安静，即静静冥想，感受人内心的平和安静；另一层意思则是物理上的静，现代人所处的城市环境条件日益变差，噪声已经成为城市的主要污染源，在这种环境中，到一个清静的处所去，对身心有着极大的好处。

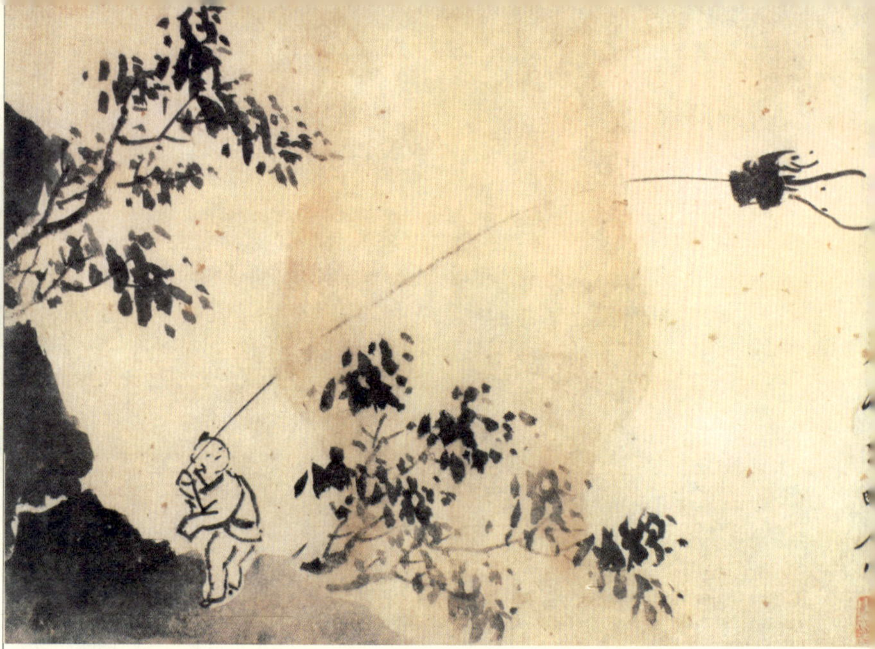

劳逸结合好养生

苏东坡推崇清静养生，静坐默思，但同时他也十分注重身体的活动。他说："善养身者，使之能逸而能劳，步趋动作，使其四体狃于寒暑之变，然后可以刚健强力，涉险而不伤。"这就是我们常说的劳逸结合。他说，为什么王公贵族容易生病，而农夫小民却很健壮呢？那是因为贵人深居简出，行则坐轿，寒则厚衣，养之太过，所以易受寒暑；而农夫小民，不管严寒酷暑都要在田间劳作，劳动的锻炼使他们得以祛病强身。

因此，苏东坡一方面默坐养神，一方面做一些适当的锻炼，如登山游览之类的活动。而且他还特别勤于劳作，63岁的他被贬海南后，还亲自开荒种地，并留下了“门前流水尚能西，休将白发唱黄鸡”的著名诗句。

事实上，劳逸结合向来就是古人的养生之道。东汉时神医华佗就说：“人体欲得劳动，但不当使极耳。动摇则谷气得消，血脉流通，病不得生，犹如流水不腐，户枢不蠹是也。”于是创立五禽法，后世演变为太极拳。太极拳的练习要领，首要精神专一、意志集中，其次是在全身运动中保持有节奏的自然呼吸，并增加呼吸深度，这就是古人劳逸结合的健康操。

唐代孙思邈在《千金要方》里也说：“养性之道，常欲小劳，但莫大疲及强所不能堪耳。”即过劳不可，不劳动亦不可，一张一弛，才是养生之道。清人黄凯均在《一览延龄》中则说：“动中思静，静中思动，皆人之情也。”还特别指出：“最静之人，食后亦直散步，以舒调气血。好动之人，亦宜静坐片时，以凝形神。”

现代医学研究表明：人过了30岁后，各项生理机能便开始下降。缺乏运动的人，生理机能退化的速率是保持适当运动者的两倍。因此要减少机能下降，就必须注重劳逸结合，维护人体协调平衡。当然，在运动方面，也要根据自己的身体情况，选择适宜、适量、适度的运动，注意控制运动量，不可过度运动。而且运动贵在坚持，不要“三天打鱼，两天晒网”。现代医学研究发现，不能长期坚持运动的人，偶尔运动反而会加重各种器官的磨损，加速组织功能的丧失。

东坡养生四妙方

《东坡志林》里记载了一则逸事，话说苏东坡的好友张鹗有一天来到他家里，求问东坡先生在养生方面的建议。东坡想了想，提笔写下了几句话："养生长寿古方，药有四味。一曰无事以当贵，二曰早寝以当富，三曰安步以当车，四曰晚食以当肉。"这就是他最著名的养生四方，这养生四方看似简单，内容却很丰富。

其一是"无事以当贵"。苏东坡的意思是，人不应该考虑太多功名利禄、荣辱过失，而是要潇洒大度，随遇而安。这是他自己豁达心胸的写照，在屡次遭到贬谪时，他从来没有怨天尤人，反而不改其乐，随缘放旷。在《记承天寺夜游》中他写道："庭下如积水空明，水中藻荇交横，盖竹柏影也。何夜无月，何处无竹柏，但少闲人如吾两人耳。"他将贬谪当成一种人生的小插曲，用良好的心态去接受这个事实，甚至认为正是因为被贬，才让他能享受到了宁静欣悦，所以他总是强调，凡事不必过于执著，无事便以当贵。

其二是"早寝以当富"。这句话的意思更简单了，就是要养成良好的作息习惯。苏东坡一直强调劳逸结合，认为要养成良好的起居习惯，才会有健康的身体。健康的起居习惯，对人内部的调节作用十分明显，可以促进人养精蓄锐，恢复精力，而不良的起居习惯，则会导致身体负荷过重，新陈代谢变慢，造成疲劳、神经系统功能紊乱等后果。所以苏东坡称，早睡早起是养生的一大财富。

其三是“安步以当车”。苏东坡告诫人们不要养成过于讲求安逸的习惯。步行是人类最基本的日常活动，虽然简单，却十分必要。现代科学研究表明，步行锻炼是人类最好的运动。经常走路可以促进血液循环，减少脂肪堆积。而长期沉湎于安逸享受，或以车代步，或常坐不起，将有可能使腿关节变得僵硬，腿部肌肉因得不到应有的锻炼而萎缩等，更有甚者，可能带来严重的后果。苏东坡一生勤于走路，认为这是养生的另一诀窍。

其四则是“晚食以当肉”。意思说的是要晚吃饭、少吃肉。这有一半对，也有一半不太科学。现代研究表明，人到了晚上新陈代谢活动有所减缓，太晚吃饭容易引起脂肪积聚，不利于消化和健康，所以晚食不一定全对。但少吃肉却是符合科学的饮食习惯的，少吃肉类能减少肥胖的几率，进而减少患各种疾病的几率。

纵观苏东坡的这四味“长寿药”，实际上是对情志、睡眠、运动、饮食四个方面的养生建议。养生活动是一项复杂的活动，不仅涉及人体内部的各种器官和机能，也涉及人的情志情绪变化。苏东坡的这些原则，有不少十分符合现代科学的原则，因此在今天仍值得我们参考和借鉴。

第二章 放翁八十论养生

陆游（1125—1210年），字务观，号放翁，是我国宋代著名的诗人。陆游生于浙江绍兴，自幼好学不倦，博览群书。20岁时，陆游与表妹唐琬结婚，婚后两人情投意合，但陆游母亲却对唐琬有偏见，强行拆散了他们。29岁时，陆游赴临安（今杭州）参加科举考试，因同科有秦桧的孙子，主考官为了奉承秦桧，竟

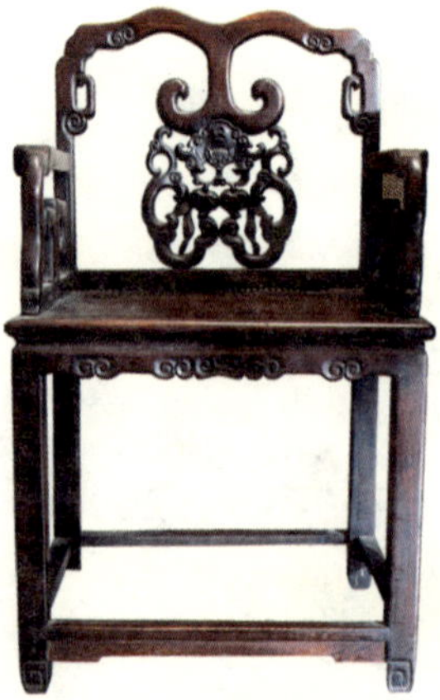

将本来名列第一的陆游除名。但陆游的才华并没有被埋没，淳熙二年（1175年），范成大镇守四川，邀请他到其幕府中任参议官。淳熙五年（1178年），陆游诗名日盛，终于受到了孝宗的召见，但孝宗并没有真正起用他的意思，只是派他到福州、江西等地去做了两任闲官。在江西任上，当地发生水灾，陆游开仓赈济，触犯了当道，被以“擅权”的罪名罢职还乡。在家闲居了六年之后，陆游又被起用为严州（今浙江建德）知州。光宗即位后，又召他任朝议大夫礼部郎中，陆游趁此机会连上奏章，谏劝朝廷减轻赋税，结果反遭弹劾，再度被罢归。此后，陆游长期蛰居农村，于嘉定二年（1209年）与世长辞，终年85岁。

陆游是历代诗人中的寿星，也是我国著名的养生家之一。他最主要的养生之道在于饮食的节制和积极参与锻炼。在饮食上，他不愿食啖甘肥，只爱多吃蔬菜、米粥，晚年尤以清淡为主；在生活上，他勤于锻炼，热爱劳动，常常将劳动作为身心的锻炼；此外，他还养成了睡前洗脚、饭后散步等良好的生活习惯。他对养生活动常年不懈的坚持，使他八十高龄仍身强力壮、精神奕奕，这也给了现代人最好的启迪：养生不能只停留在口头上，还要付诸实践，并持之以恒。

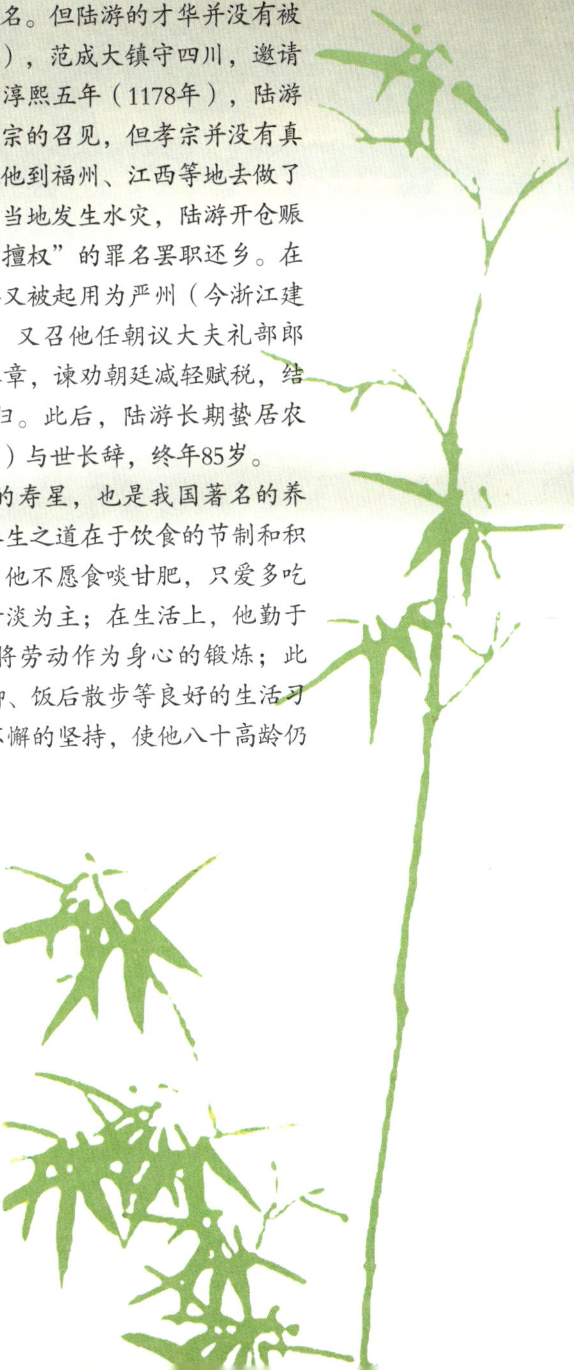

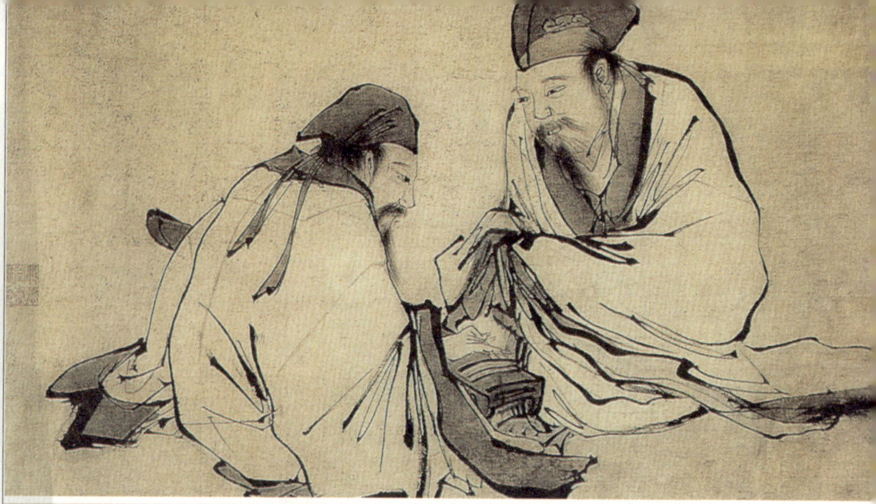

肉食动物不健康

陆游的长寿和他的饮食习惯有很大的关系。他早年出仕做官，对外应酬，过的是酒肉生活，大鱼大肉自然不在话下。但晚年回到乡村后，一方面是生活没那么好，不能常常吃肉，另一方面则是他自觉地吃起素来。陆游在81岁时曾写过一首诗，诗有句云："放翁年来不肉食，盘箸未免犹豪奢。"意思是说他已经有一年多不吃肉食了，所以盛肉吃肉的餐具对他来说也是一种奢侈。他还说："野蔌山蔬次第尝，超然气压大官羊。放翁此意君知否，要配吴粳晚甑香。"相比于肉食，他更喜欢山野蔬菜等素食。

古人有一种说法，就是肉食才能养人。但陆游并不同意这一说法，他说："肉食养老人，古虽有此说。修身以待终，何至陷饕餮。晨烹山蔬美，午漱石泉洁。岂役七尺躯，事此肤寸舌？"他认为太注重肉食，图口舌之快，反而不利于修身。所以晚年的陆游，是一个坚定的素食主义者。

在远古时代，由于肉食的匮乏，大部分食物取自大自然，这大概可以算是素食的起源。而到了春秋战国时期，素食被认为是洁净身心的活动。但凡神圣庄严的场合，一般都要沐浴斋戒，因此每逢重大的祭祀活动前夕，一定要吃上几天素，以清心净身，这样的习俗上至公侯贵族下至黎民百姓，莫不认同，莫不遵行。此外，素食传统还与佛教的兴盛有关。众所周知，和尚是吃斋的。“吃斋”本是佛家弟子的修持行为，专指午前进食非动物性的食物，午后则什么也不许吃。但后来“吃斋”的这层意思没有了，而只指人们在日常饮食中不吃动物性食物，和素食混为一谈。

从养生的角度来看，古人崇尚素食是因为坚信素食有益健康。《吕氏春秋》的《本生》篇说得好：“肥肉厚酒，务以相强，命之曰烂肠之食。”意思是说肥腻的肉食和酒对肠胃的作用是十分不好的。《吕氏春秋》还说善于养生的人，一般不吃游鱼、飞鸟、走兽之类的动物性食物。

中医理论则认为，厚味饮食容易引起内脏的不良反应，进食简单清淡的食品才是养生的基本原则。如明代医学家李延就认为，素食的调养作用十分明显，能气阴两补，助胃益脾，是老少咸宜的食品。明代另一位医学家万全也非常推崇素食，认为素食可使人的体魄、精神均处于最佳状态。

现代医学从营养学角度出发，发现以素食为主的确要比以肉食为主更有利于身体健康。不吃肉或少吃肉的人，患心脏病、糖尿病或胆结石的几率比其他人小得多。此外，素食者比肉食者更不容易过度肥胖，从而大大减少了患高血压症或中风等的几率。不过，素食也要视乎各人的实际情况而定。

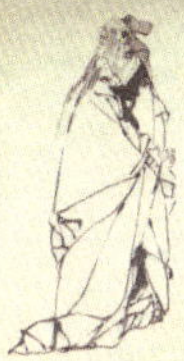

养生小锦囊

合理的营养饮食原则应该是荤素搭配、以素为主，才能使人体营养摄入全面，从而达到养生益寿的目的。

吃粥好处多

陆游有一首《食粥》诗，诗云："世人个个学长年，不悟长年在目前。我得宛丘平易法，只将食粥致神仙。"诗前还有一小序，云："张文潜有食粥说，谓食粥可以延年。予窃爱之。"他所说的张文潜即北宋著名诗人张耒。张耒字文潜，曾写过一篇《粥记》，里面说只要每天吃一碗粥，就能起到很好的养生功效："每晨起食粥一碗，空腹胃虚，谷气便作，所补不细，又极柔腻，与肠胃相得，最为饮食之妙诀。"陆游的《食粥》诗说的就是这个典故。此外，他还有"老便藜粥美，病喜粟浆酸"的诗句，看来食粥也是陆游的长寿之方。

粥俗称稀饭，古时又称"糜"，这一称呼在广东潮汕地区至今仍有保留。古时凡粳、粟、粱、黍、麦等皆可为粥，现在则一般以粳米、粟米、糯米等熬粥。粥的历史源远流长，在周代的文献中，就有"黄帝始烹谷为粥"之说，黄帝是中华民族的始祖，粥大概也是养育中华民族的食品。

张耒、陆游说粥能延年，并没有夸大其词。在《史记·扁鹊仓公列传》里，记载了西汉名医仓公看病的故事。仓公在给赵章看病时，把完了赵章的脉，便说赵章本来五天内就要死的，但因为赵章平时爱食粥，爱食粥的人中藏（指内脏）实，所以可以长寿一点，能多挺几天。开始赵家的人并不相信，但十几天后赵章果然去世了，这时大伙才感叹仓公的医术高明。宋代大文豪苏东坡也很喜爱喝粥，有一天晚上，他呆坐着没事，觉得肚子有点饿了，恰好此时朋友吴子野来了，劝他喝点白粥。吴子野说粥能“推陈致新，利膈养胃。僧家五更食粥，良有以也”。东坡觉得不妨一试，这一试之下就试出了粥是好东西，不但味道甜美，而且能助睡眠。东坡对粥赞不绝口，他说：“粥既快美，粥后一觉，尤不可说！尤不可说！”

中医认为，吃粥的确有利于养生。《黄帝内经》中说：“粥浆入胃，泄注止，则虚者活。”就是说吃了粥之后，能止腹泻，给身体虚弱者注入活力。

此外，中医还提倡食用药粥。所谓药粥，是用适当的中药或具有药用作用的食物与米同煮为粥。中医认为药食同源，诸如山药、黄精、桂圆、胡桃、芝麻、绿豆、红豆、芡实、栗子等本身既是药物，又是食物，取这些材料与米煮粥，不但香甜可口，而且富有疗效，老少咸宜。药粥是以药治症、以粥扶正的中医食养食疗方法。不过，由于不同的药材各有功效，不同的药粥所防治的病症也各有侧重，进行药粥进补时，要根据实际情况，选用适当的药物，对症下药，才能达到满意的效果。

清人薛宝辰《素食说略》中说：“粥为人一日不可缺者，然煮之不得其法，则不足以益人。”要真正熬好粥，也不是一件很容易的事情，袁枚在《随园食单》里提到了熬粥的要诀：“见水不见米，非粥也；见米不见水，非粥也。必使水米融洽，柔腻如一，而后谓之粥。”看来熬粥也是一门学问，要控制好火候和水量，才能熬成养生妙方。

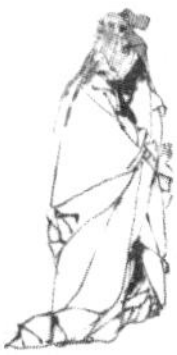

养生小锦囊

煮粥前最好一次性把水放足，不要中途添水，否则粥会在黏稠度和浓郁香味上大打折扣。煮豆粥时，豆子不要提前用水泡，否则就煮不烂。煮菜粥时，应该在米粥彻底熟后，再放菜，营养才不会流失。

食笋刮油吗？

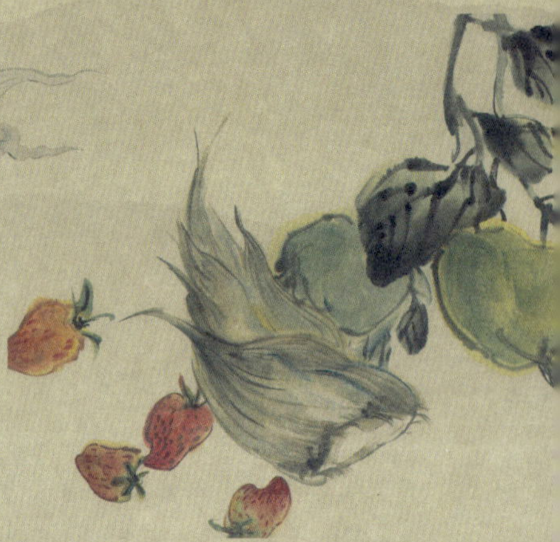

陆游晚年生活在江南乡村，南方的山乡田野固然风景宜人，但山乡田野的丰饶特产更让人目不暇接。竹笋就是其一。陆游尤其喜欢这种食物，他曾写过一首诗，诗云：“洗釜烹蔬甲，携锄掏笋鞭。”笋鞭就是竹笋。他还说：“色如玉版猫头笋，味抵驼峰牛尾狸。”把笋与驼峰牛尾等山珍海味相提并论。

国人吃笋至少有三千年的历史，《诗经》有诗云：“其蔌谁何？维笱及蒲。”笱，是竹笋的古称，可见当时竹笋和香蒲都是普及的蔬菜。晋代人戴凯写了一部《竹谱》，里面专门介绍了竹的不同种类，还提到了笋的独特风味。唐代食笋之风更加盛行，唐太宗就是积极的倡议者。每逢春笋上市，他总要召集群臣吃笋，谓之“笋宴”，他还常常用笋来比喻大唐帝国人才辈出，说是如雨后之春笋般繁荣，这就是成语“雨后春笋”的由来。但由于长安少竹，鲜笋难得，所以身价奇高。诗人李商隐便有了“嫩箨香苞初出林，於陵论价重如金”的描述。另一位诗人白居易对食笋更有一番心得，他在《食笋》诗中写道：“置之炊甑中，与饭同时熟。紫箨折故锦，素肌掰新玉。每日逐加餐，经食不思肉。久为京洛客，此味常不足。且食忽踟躇，南风吹作竹。”他的吃法是在做饭的时候加上一些鲜笋，不但笋味道更鲜美，连饭也有了笋的野味。宋代人吃笋就更加普遍了，还有人专门编撰出了一本《笋谱》，汇总当时及历代人吃笋的经验。苏东坡也偏爱吃春笋，相传他在杭州做官时，每饭必笋，相传他还说过：“若要不俗又不瘦，餐餐笋煮肉。”不过，给予笋评价最高的却是清人李渔，他认为竹笋是“蔬食第一品”，在《闲情偶记》里他说：“凡食中无论荤素，皆用竹调味，菜中之笋与药中之甘草，同是必要之物，有此则诸位皆鲜。”

古人喜欢吃笋，不仅因为笋的味道鲜美，滋味无穷，还因为笋有着良好的养生功效。中医认为，笋味甘、微寒、无毒，具有清热化痰、益气和胃等功效，有利于治消渴、利水道、利膈爽胃等。在江浙民间，还有一种将虫蛀之笋作为药用的中药，名为“虫笋”，该药是有效的利尿药，适用于浮肿、腹水、脚气足肿等症。

俗语有云“吃一餐笋，刮三天油”，意思是说，笋虽然味道鲜美，但是没有什么营养，吃了就像刮油一样。其实这是一种误解，竹笋不仅含有丰富的蛋白质、氨基酸、脂肪、糖类、钙、磷、铁、胡萝卜素、维生素等，还具有低脂肪、低糖、多纤维的特点，食笋不仅能增加营养，还能促进肠道蠕动，帮助消化，防止便秘，可减少患大肠癌的几率。此外，笋含脂肪、淀粉很少，属低脂、低热量食品，也是一种天然的减肥佳品。医学家们还相信，一般生活在竹林丛生之地的人们多长寿，且极少患高血压，就是与经常吃笋有一定关系。

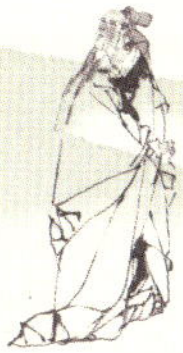

养生小锦囊

鲜笋含水量高，毛竹春笋含水量为百分之九十，冬笋为百分之八十五，属鲜嫩食品，不耐贮藏和长途运输。竹笋不宜生吃，与其他菜肴配合，能做出许多美味佳肴。

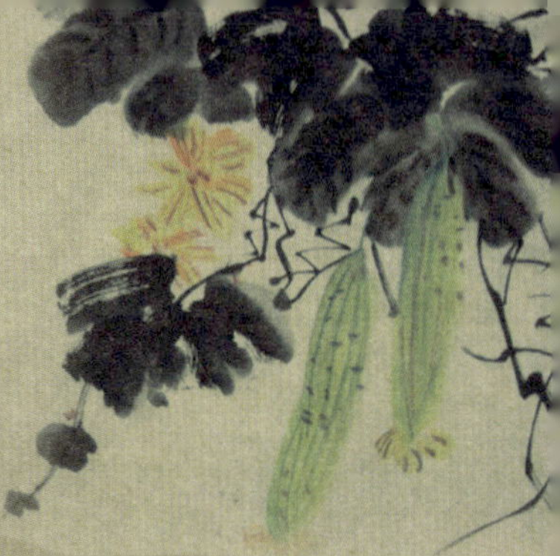

昂贵的黄瓜

大家可能都想不到，今天菜市场最常见的黄瓜，在古时候会是最昂贵的蔬菜。宋代的黄瓜就远比现在的值钱，有一首陆游的《新蔬诗》为证：“黄瓜翠苣最相宜，海市登盘四月时，莫拟将军青荠句，两京名价有谁知。”又《瓜》诗云：“白苣黄瓜上市稀，盘中顿觉有光辉。”大概因为限于当时的气候条件和种植技术等各种原因，在明清以前，黄瓜还是相当罕见的蔬菜。明代《帝京景物略》记载：“元旦进椿芽、黄瓜，一芽一瓜，几半千钱。”《清代野记》还记载了一个故事：某年二月，一个南方人带了一个仆人赴京赶考。到了京城，由于主人不是很富裕，就和仆人去附近小馆里吃饭，还吩咐仆人不要点贵的菜。仆人一看菜牌，以为黄瓜是最便宜的，就点了黄瓜。等吃完了，伙计递上账单，主人一看就傻眼了。原来仆人点的黄瓜，冬天的时价是十吊钱一小盘，相当于夏天的十倍。

黄瓜最初叫“胡瓜”，相传它是西汉时从西域引进的品种。李时珍说：“张骞使西域得种，故名胡瓜。”后来因为羯族人后裔赵石勒反对把北方少数民族叫“胡人”，为避讳，将胡瓜改称为黄瓜。另有一说，它之所以叫黄瓜，是因为它成熟后浑身变成黄色的缘故。据《齐民要术》记载，在北魏时采摘黄瓜，都是要等黄瓜变黄的时候。黄瓜自古就很受人们的喜爱，苏东坡在《浣溪沙》里还描写了宋代农村卖黄瓜的景况：“簌簌衣巾落枣花，村南村北响缫车，牛衣古柳卖黄瓜。酒困路长惟欲睡，日高人渴漫思茶，敲门试问野人家。”在东坡的笔下，卖黄瓜也充满了诗意。

中医认为黄瓜性凉味甘，具有清热解毒、利水消肿、止渴生津等功效，可用于治疗身热烦渴、热毒疮疡、小便赤黄等症；《本草求真》则称黄瓜“气味甘寒，能清热利水”；《滇南本草》认为黄瓜能“解痉癖热毒，清烦渴”。各种医书都较看重黄瓜的消肿功效。相传康熙皇帝微服出巡到了江南，十分饥饿，但此地只产黄瓜，康熙看见路人都在吃黄瓜，于是让随从买了一些，一咬，又脆又生，十分好吃，不知不觉就吃上了瘾。这一路就吃个不停，谁知道这一吃，竟解决了御医们的大问题，吃黄瓜把缠绕他多年的下肢浮肿病给治好了。不过，中医也指出，黄瓜的性味偏寒凉，多食易耗损正气，有伤脾胃，故气血不足者、久病体虚者均不宜多吃。

其实黄瓜之所以好吃，是因为黄瓜的含水量特别高，几乎达到了96%至98%。此外，黄瓜营养异常丰富，含有葡萄糖、果糖、钾盐、维生素等成分。其中维生素C的含量竟比西瓜高出五倍之多。由于生黄瓜里还含有丰富的钾盐，对患有心脏病、水肿病的人来说，多吃黄瓜的确大有裨益，康熙皇帝食黄瓜治浮肿病固然是传说，但也未必完全没有道理。

黄瓜还可以美容。黄瓜富含多种糖类和氨基酸，可为皮肤提供充足的养分，能有效地对抗皮肤老化，减少皱纹。用鲜嫩的黄瓜或黄瓜汁外擦皮肤，既可以舒展面部皱纹，又能清洁和保护皮肤。此外，新鲜黄瓜里还含有能抑制糖类物质转化为脂肪的元素，故常吃黄瓜，也可以减肥。

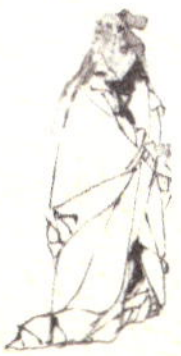

养生小锦囊

黄瓜皮中含有较多的苦味素，是黄瓜的营养精华所在。因此，生吃黄瓜最好连皮一起吃，能使维生素被充分吸收，促进人体新陈代谢。吃腌黄瓜并不能减肥，因为腌黄瓜含盐反而会引起发胖。

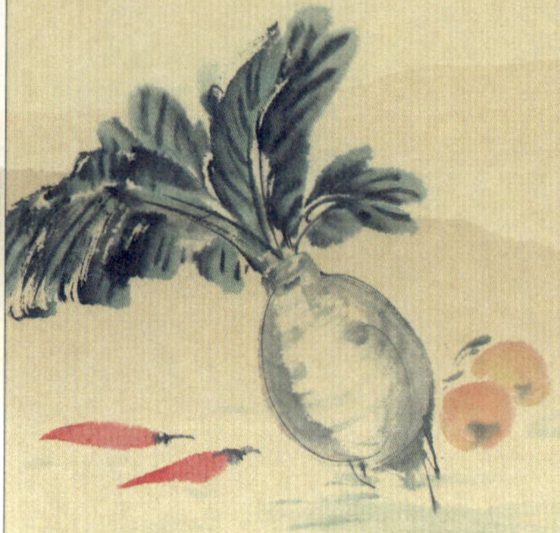

莴苣

我至爱

“黄瓜翠苣最相宜”、“白苣黄瓜上市稀”，除黄瓜外，莴苣也是陆游经常吃的蔬菜，在他的诗词中屡有体现。莴苣又有“千金菜”、“石苣”等别称，从种类上来分，大致可分为叶用莴苣和茎用莴苣，其中叶用莴苣又称生菜，是南方很常见的蔬菜；茎用莴苣又称莴笋、香笋，在我国南北方均有大面积的分布。

无论是叶用莴苣还是茎用莴苣，都是人们所喜欢的蔬菜之一。《本草纲目》记载说：“莴苣，正二月下种，最宜肥地，叶似白苣而尖，色稍青，折之有白汁黏手，四月抽芽，高三四尺，削皮生食，味如胡瓜，糟食亦良。”可见，莴苣肉质嫩，茎可生食、凉拌、炒食、干制或腌渍，无论生吃还是糟腌，都是自古就有的习俗。

关于莴苣，也有一些传说和故事。如据宋人周辉《清波杂志》的记载，五代时有一和尚靠种菜卖钱度日。某天午后，他正在菜地旁小睡时，梦见一条金色巨龙飞临菜地，啮食莴苣。和尚猛醒，抬头朝莴苣地望去，见一身形魁梧伟岸之人正欲取莴苣。

他想起了梦里的情形，赶紧走上前去，割了一筐莴苣赠给此人，还叮嘱说：“苟富贵，毋相忘。”那人答道：“异日如得志，定当为和尚修一寺庙，以谢今日馈赠之恩。”后来果然应验，原来此人就是宋太祖赵匡胤，他即位后，访得和尚还活着，就为他修了一座寺庙。民间还有另一则故事，说的则是莴苣的药用功效。相传有一位美丽的姑娘，婚后产子不善哺乳，乳未能吮吸干净，以致生了乳痈，疼痛难忍，夜不能寐。这时恍惚中看到一位红衣仙女飘然而至，教她服食凉拌莴苣以治乳痈。次日醒来，她如法炮制，服食之后果然疼痛逐渐消失了。

中医认为莴苣十分利于养生。如《食疗本草》称：“白苣主补筋力，利五藏，开胸膈，拥塞气，通经脉，养筋骨，令人齿白净，聪明，少睡，可常常食之。有小冷气人食之，虽亦觉腹冷，终不损人。又产后不可食之，令人寒中，少腹痛。”元朝吴瑞所编《日用本草》说：“利五脏，补筋骨，开隔热，通经脉，去口气，白齿牙，明眼目。”清人王士雄《随息居饮食谱》中说：“利便，析酒，消食。”总体说来，大部分医书认为莴苣对人体有益，可以多吃。

现代医学研究则表明，莴苣富含各种元素，因此有着独特的功效。莴苣含钾量很高，有利于体内的水电解质的平衡，可促进排尿和乳汁的分泌；莴苣富含纤维，对高血压、水肿、心脏病患者有一定的食疗作用；莴苣还含有多种维生素和矿物质，具有调节神经系统功能的作用，还富含人体可吸收的铁元素，十分有利于缺铁性贫血病人。

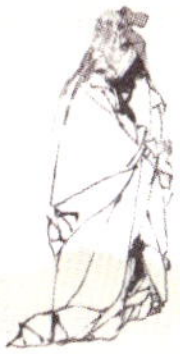

养生小锦囊

一般食莴苣以茎为主，但莴苣茎叶中含有更多的莴苣素，能增加胃液，刺激消化，增进食欲，并有镇痛和催眠的作用。西人常把它配在冷盘之中。莴苣的茎叶，捣烂后煮熟，可作为饮品，能止腹痛。

茼蒿 清香可补脑

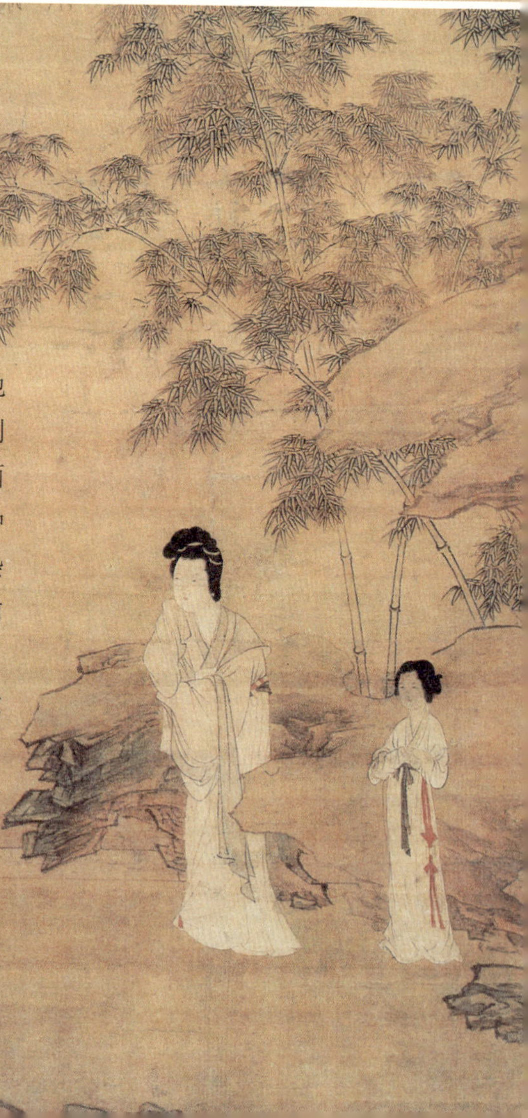

陆游晚年回归乡村后，过上了悠闲的田园生活。他的饮食习惯更趋健康，特别爱吃清淡的青菜，除了上面提到的各类菜蔬外，他还钟情于茼蒿。如他在《初归杂咏》诗里云：“小园五亩剪蓬蒿，便觉人间迹可逃。”古人称茼蒿为蓬蒿，他的意思是，在小园里采摘茼蒿，仿佛远离了人间的烦忧，十分怡然快乐。

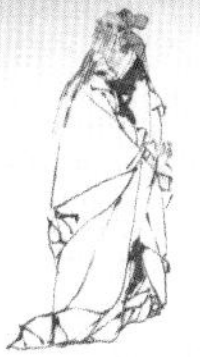

人们很早就将茼蒿当作蔬菜食用。茼蒿的茎和叶都可以食用，所以很受老百姓的喜爱。茼蒿有一种特殊气味，类似“蒿”，故人们称之为“同蒿”、“同蒿菜”，后来才演变成为“茼蒿”、“茼蒿菜”等，由于其花像野菊，所以又有人叫它菊花菜、菊花蒿、蓬蒿菜等，也有地方的人称其为“蒿子杆”的。我国是茼蒿的原产地之一，李时珍《本草纲目》里说茼蒿“九月份下种，冬季及明年春季采食，其茎叶肥嫩，微有蒿气，故名茼蒿。花深黄色，状如小菊花”。

茼蒿不仅是一种深受人们喜欢的蔬菜，还是具有丰富医用价值的食品。唐代孙思邈《千金要方》里说它可以“安心气，养脾胃，消痰饮，利肠胃”，李时珍说茼蒿“性味甘、辛、平、无毒”，中医认为茼蒿有益于肠胃的保养。民间也有以鲜茼蒿煮水代茶饮的方子，以治咳嗽痰浓。此外，鲜茼蒿捣汁冲开水慢饮，还可治高血压、头昏脑胀等症状。

茼蒿的药用价值之所以高，是因为它含有丰富的营养成份。茼蒿是蔬菜中含胡萝卜素量较高的植物，每百克中就有2.54毫克，是黄瓜、茄子含量的15倍之多。此外，茼蒿还含一种挥发性的精油以及胆碱等物质，具有开胃健脾、降压补脑等效能。现代医学研究证明，常食茼蒿，对咳嗽痰多、脾胃不和、记忆力减退、习惯性便秘等均有裨益。

养生小锦囊

茼蒿清炒凉拌均可，但由于茼蒿中的芳香精油遇热易挥发，清炒容易减弱其健胃作用。还可以和肉、蛋等荤菜共炒，对胃肠功能不好的患者也有帮助。

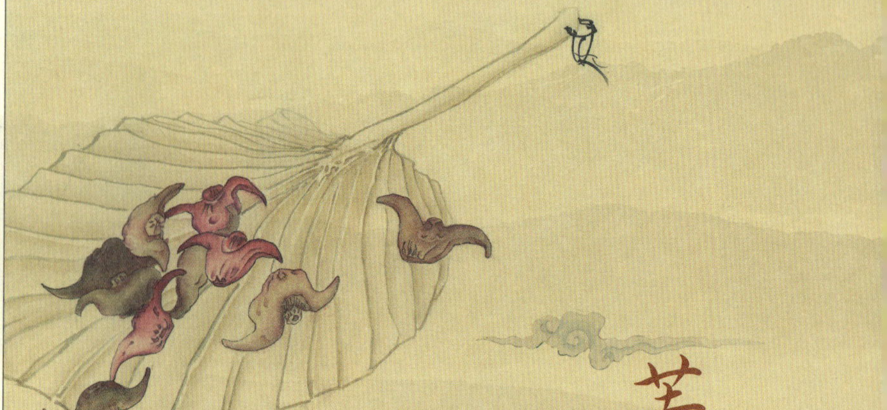

三更风雨采菱归

陆游晚年生活在鱼米之乡，田园牧歌式的生活常让他流连忘返。他在《夜归诗》里描绘道："今年寒到江乡早，未及中秋见雁飞。八十老翁顽似铁，三更风雨采菱归。"年近八十的他亲自划船采菱角，且直到半夜才回家，可见他采菱的兴致不是一般的高。采菱，采的就是菱角。这菱角也是陆游推崇的一种养生食品。

菱角在我国南方非常常见，是水生植物菱的果实，又名芰，有"水中落花生"之称。李时珍在《本草纲目》中说："家菱种于破塘，叶、实俱大，角软而脆，亦有两角弯卷如弓形者，其色有青、有红、有紫，嫩时剥食，皮脆肉美，盖佳果也。"

菱角是佳果，国人很早就知道了，古籍《国语》中记载了这样一则故事：春秋战国时期，子木的父亲屈道最喜欢吃菱角，临死前嘱咐管家，将来一定要用菱角祭祀他。不料子木当家之后，命人将祭祀的菱角撤去，因为按照礼法规定，祭祀国君用牛，祭祀卿大夫用羊，祭祀士人用小猪或犬，平民用煎鱼，所以不能因为父亲的个人爱好，就违反礼仪的规定，但这样一来，他没有遵循父亲的遗训，是为不孝，其实也一样不合礼法。

唐代诗人白居易有一首《看采菱》："菱池如镜静无波，白点花稀青角多。时唱一声新水调，谩人道是采菱歌。"说的是他采菱时所见的景象，可见在唐代，菱角已经是餐桌上的常用食品了。宋人除了陆游外，另一位著名诗人杨万里也爱吃菱角，他的《食老菱有感》里说：“幸自江湖可避人，怀珠韫玉冷无尘。何须抵死露头解？荇叶荷花老此身。”他狠狠地把菱角赞颂了一通，认为它怀珠韫玉。古人甚至认为，菱角可以当粮食，所以明朝时，湖州有一任知府还建议湖州应大量种植菱角，以“课种备荒，咸赖足食”。到了今天，中秋佳节的各色食品里也总有菱角的一份。其实，就算菱角没有这么多好处，单单是泛舟湖上，享受湖光山色、清风徐来，也足以养心怡神，有益健康了。

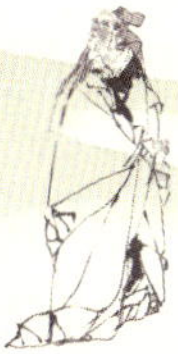

菱角还有药用功能。中医认为，菱角性味甘凉，具有清暑解热、除烦止渴等作用。如古籍《齐民要术》就指出“菱能养神强志，除百病，益精气”，是一种很好的滋补品；《名医别录》也说菱角能“安中补脏”；《本草纲目》则说菱角可以“解暑伤寒积热，止消渴，解酒毒，射罔毒”、“补脾胃，强股膝，健力益气”；《滇南本草》认为菱角可“治一切腰腿筋骨疼痛，周身四肢不仁，风湿入窍之症”；另外，《本草纲目》还记载了菱粉粥具有有益胃肠、可解内热等功效。

而据现代药理学的研究，菱角富含水分、蛋白质、碳水化合物、粗纤维、钙、磷、铁、胡萝卜素等成分，营养丰富，可与其他坚果媲美，并有助于维持人体正常的生理活动。人们还发现，菱角具有一定的抗癌作用，可用于防治食道癌、胃癌、子宫癌等。日本民间就有用菱角配合薏苡仁、河子等治疗癌症的偏方。吃菱角除可以补五脏、除百病外，还具有减肥健美的作用，这也是非常有道理的，因为菱角只含少量的脂肪和大量的粗纤维，对减肥瘦身有一定功效。

养生小锦囊

嫩菱角宜生食，可消暑解酒；老菱角宜熟吃，可益气健脾，治疗脾虚泄泻。但由于近年来我国池塘、河道的水质污染比较严重，生吃菱角，容易摄入大量的寄生虫，对身体健康十分不利。所以应尽量少生吃菱角、莲藕等水生食品，避免病从口入。

别小看了山药

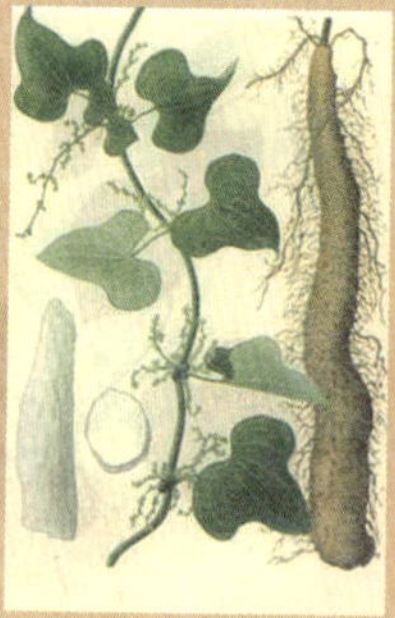

陆游有《菘芦服山药芋作羹》诗，诗云：“老住湖边一把茅，时沽村酒具山药，年来传得甜羹法，误为吴醋作解嘲。山厨薪桂软炊粳，旋洗香蔬手自烹，从此八珍俱避舍，天苏防味属甜羹。”他在《游近村》中写道：“薯蓣傍篱寒引蔓，菖蒲络石瘦生根。”陆游除了喜欢吃各式蔬菜外，还爱吃山药。

山药原名薯蓣，又名淮山药、怀山药。山药的名称，李时珍在《本草纲目》里有一番解释：山药本称为薯蓣，因避唐代宗李豫的讳，所以就改薯蓣为薯药。到了宋朝，又要避宋英宗赵曙的讳，故人们又改薯药为山药。另还有一种说法，相传古时有两军交战，败者溃不成军，逃到秦巴山区。胜军把守各个山口，企图把败军困死在山上。败军被困只有靠挖野菜充饥。他们在挖野菜的过程中，发现一种开乳白色小花的草藤，其地下块根粗壮肥厚，可以代粮。此后，马吃叶茎人吃块根，虽被长期围困，反而兵强马壮。某日这支被困的队伍突破山口，向敌人杀去。那胜军早已丧失警惕，乱作一团，几乎全军覆灭。打胜仗后，士兵都称这种食物为“山遇”，意即在粮绝命危之际，在山里遇到了它。后来人们发现“山遇”不但能当粮食充饥果腹，还能治多种疾病，遂将它的名称由“山遇”改为“山药”。其实，这两种说法都不正确，唐代名医孙思邈在《备急千金药方》中说：“薯蓣生于山者，名为山药，秦楚之间名玉延。”他是唐代人，当时就称薯蓣为山药，并没有避讳之说，而这两者都不过是通称。

山药是药食两用植物，古人很早就认识到山药的食用及医用价值。如唐名医孟诜在《食疗本草》中就说：“山药利丈夫，助阴力。”晚唐温庭筠还有诗：“一笈负山药，两瓶携涧泉。夜来风浪起，何处认渔船？”韩愈也写过“僧还相访来，山药煮可掘”的诗句。苏东坡也非常喜欢吃山药，他吃山药的方法是做成羹。他在《闻子由厦》诗中说：“土人顿顿食薯蓣，荐以熏鼠烧蝙蝠。”宋朝大臣王旦患病，宋真宗还曾“御手调药，并以薯蓣粥为赐”。小说《红楼梦》中介绍了许多食疗方，在第十一回中，秦氏病重，老太太赐以枣泥馅山药糕，此糕性味平和，健脾益气，补而不腻，易于消化，最适于久病体虚者食用。

中医认为山药的医疗价值很高，如《神农本草经》将其列为上品，认为有“补虚羸、除寒热邪气、补中益气力、长肌肉、久服耳聪目明，轻身不饥延年”的功效，可用于治疗脾虚食少、久泻不止、肺虚喘咳、肾虚遗精、带下、尿频。

现代医学研究则表明，山药含有蛋白质、脂肪、维生素及多种矿物质，尤其是磷的含量比甘薯多一倍，比土豆多两倍，在薯类中独占鳌头，因此，山药被人们誉为营养佳品，并非浪得虚名。山药对身体虚弱、精神倦怠、食欲不振、消化不良等多种病症均有一定疗效，是极为方便的补益养生食物。此外，山药也能入药，如中成药“六味地黄丸”、“金匮肾气丸”等，皆以山药为重要组成部分，这些药物具有补而不热不燥、平和温良的特点，为患者所喜用。山药好处如此之多，难怪陆游会如此喜欢。

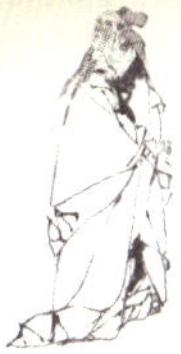

养生小锦囊

山药是天然的纤体美食。它含有丰富的纤维，食用后会产生饱胀感，从而控制进食欲望。山药还是高营养、低热量的食品，可放心食用。

三月三，吃荠菜

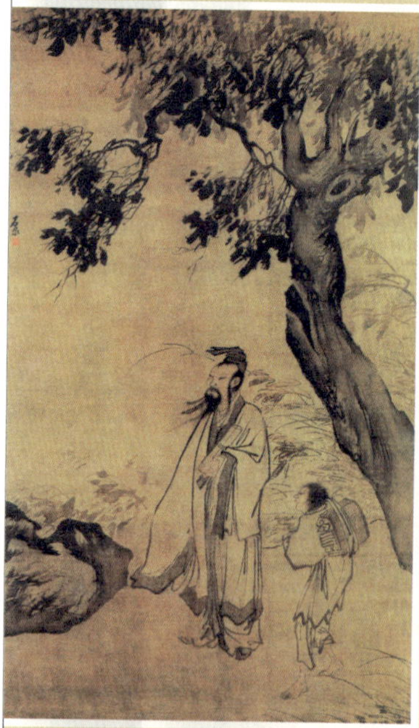

陆游早年曾在四川当官，吃不到家乡的蔬菜。晚年他回到乡下，开始吃素，乡村野味，反而让他觉得更加有滋味。食荠菜就是他晚年的嗜好之一，他专门写诗赞荠菜，曰："手烹墙阴荠，美若乳下豚"、"残雪初消荠满园，糁羹珍美胜羔豚"。每逢春天，他总是想起荠菜，要亲自到野外采摘荠菜："日日思归饱蕨薇，春来荠美勿忘归。"

荠菜又名菱角菜、麦地菜、枕头草、护生草等，遍布我国南北各地。自古以来，国人就有食荠菜的习惯。在《诗经》里，就有"谁谓荼苦，其甘如荠"的诗句，说明西周时，人们就已经食用荠菜了。到了唐代，荠菜成为迎新春的必备品，人们在立春这一天，都要吃荠菜馅的春饼，还将以荠菜为主料的春盘作为礼物互相馈送。人们特别喜欢在春天吃荠菜，是因为春天的荠菜叶嫩根肥，味道鲜美，且具有独特的清香和美味。到了宋代，食用荠菜就更加普遍了。《玉壶诗话》记载宋太宗与苏易简的一段对话：宋太宗问天下什么东西最好吃，苏易简回答说，"食无定味，适口者珍，臣止知荠汁为美"。意思是

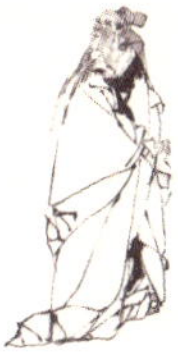

说，适合自己口味的就是最好吃的，对他自己来说，荠菜汁就是最好吃的食品。苏东坡也好吃荠菜，吃后大发感慨，说“今日食荠，极美”，“有味外之美”。辛弃疾也写过关于荠菜的词：“山远近，路横斜，青旗沽酒有人家。城中桃李愁风雨，春在溪头荠菜花。”清代扬州八怪之一的郑板桥更直接说：“三月荠菜饶有味，九熟樱桃最有名。”古人对荠菜的偏爱，可见一斑。

荠菜作为食物，可炒、可煮、可炖、可做馅。人们一般爱吃荠菜豆腐羹、荠菜馄饨等。除了食用，荠菜还是一种地道的药材。中医认为，荠菜味辛甘、性凉平，有清热解毒、利尿止血、软坚散结、益胃等功效，可用于治疗痢疾、水肿、便血、月经过多、目赤肿疼等症。《名医别录》说其“主利肝气，和中”，《日用本草》载其可“凉肝明目”，《本草纲目》则载其有“明目、益胃”的功效。至今，我国许多地方依然保留着三月三吃荠菜煮鸡蛋的习俗，在这天，人们要采集大量的荠菜，晒干留着煮水服用，就是因为认识到荠菜的功效。所以民谚说：“三月三，荠菜当灵丹。”荠菜还有一个别称为“护生草”，也是取其能治百病，对身体大有益处的意思。

现代医学研究则表明，荠菜含有丰富的蛋白质、糖类、胡萝卜素、维生素C以及人体所需的各种氨基酸和矿物质，对防治软骨病、麻疹、皮肤角化、呼吸系统感染、前列腺炎、泌尿系统感染等均有较好的效果。此外，现代药理实验证实，荠菜对麻疹有良好的预防效果，还有良好的止血作用，并可用于降血压等等。

养生小锦囊

每年春季采集荠菜全草，洗净晾干后切碎。每次用沸水冲泡，可以长期服用，能治疗高血压。

每天静坐一小时

陆游在养生方面深受道家传统影响，时常静坐。他在《宿华严寺》诗中述道：“夜宿华严寺，人扶到上方。唤僧同看画，避佛旋移床。小雨不成雪，烈风还作霜。钟残灯渐暗，趺坐默焚香。”所谓趺坐，就是打坐。为了静坐修身，陆游还在家里专门腾出了一间房子，其《夏日》诗云：“新辟虚堂痛扫除，萧然终日屏童奴。此间恐是维摩室，除却藜床一物无。”这是他专门为打坐而辟的房子，里面除了一张打坐的床外，什么也没有。再如《上巳临川道中》诗中云“鹤躯苦瘦坐长饥，龟息无声惟默数”等，都说明陆游时常进行打坐。

打坐又叫“盘坐”、“静坐”。打坐是我国道教的一种基本修炼方式，也是古代一种常见的养生健身法。打坐不是一般的盘腿而坐，而是坐时右脚压在左大腿，左脚压在右大腿上，同时闭目调整气息出入，手放在一定位置上，不想任何事情。陆游在不

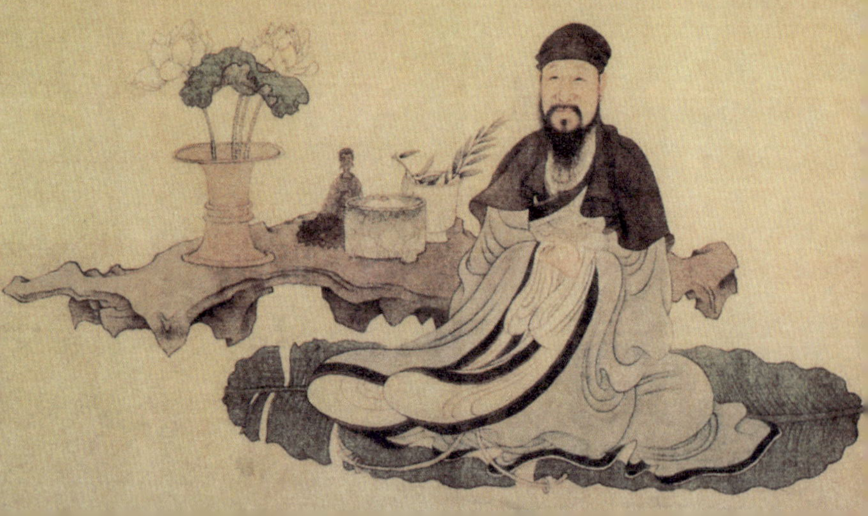

少诗中记述了他打坐的方法，如“默观鼻端白，正气徐自还”，“一阳萌生从此日，老人坚坐午达夕。浑浑上溯河流黄，赫赫内视神珠赤。爱如婴儿未离乳，危若游丝袅千尺”等。诗中描写了他打坐的情景：气从督脉上升，然后从任脉下降，神光内视，丹田之处出现红色的金丹，意念不离此处，恰如婴儿不离乳一样，呼吸似有似无，好像游丝一般，似断非断，这是达到了高度入静的真实写照。

我国传统养生理论向来讲究“静”的作用，道家养生尤其如此，这种观念源于老庄。老子、庄子处于社会急剧变化的春秋战国时期，他们观察了当时自然、社会、人事方面的变化，提出了“清静无为”的思想主张，他们极力主张要“致虚极、安静笃”，即要尽量排除杂念，使心灵空虚而不杂，使神气静而不躁。继老庄之后，《黄帝内经》也说“静则神藏，躁则消亡”，即精神宜静而不宜躁的意思。但要真正做到思想清静，却是很困难的，陈师诚曾在《养生导引术》中也云：“心如猿，意如马，动而外驰，不易安定。”尤其是现代人，面临社会和家庭的种种压力，很难澄心静虑。因此，人们常常提倡通过严格的训练，以达到身心的安静。打坐就是其中的一种训练方式，目的就是在于锻炼人内心心志的安静。

近年来，国内外有研究者开始重视思想清静与健康关系的研究。生理学研究证实，人在入静后，生命活动中枢的大脑又回复到人的儿童时代的大脑电波状态，也就是人的衰老生化指标得到了“逆转”。而社会调查发现，凡承受较大精神压力、思想烦躁的人，多种疾病的发病率都有明显增加。其实打坐和现代时尚的瑜伽运动很是相似，两者都崇尚心神的安静，相比之下打坐虽然比较枯燥，但对静的追求却更加纯粹，现代人也不妨学学陆游，说不定能取得比瑜伽更好的效果。

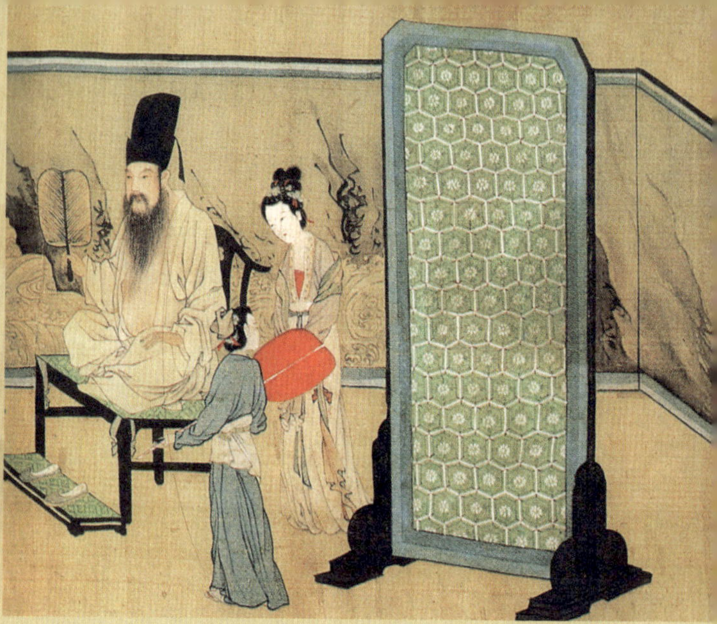

洗脚上床真快活

陆游曾写过一首关于睡前洗脚的诗，诗名叫《泛舟过金家埂赠卖薪王翁》。他在诗中写道："老人不复事农桑，点数鸡豚亦未忘。洗脚上床真一快，稚孙渐长解烧汤。"诗中说的这位樵夫王翁，每天晚上睡觉都要"洗脚上床"，这"洗脚上床"其实也是古人常用的养生妙法。

人们很早就认识到热水洗脚与健康的关系。在春秋战国时期，民间就流传着足浴养生的习惯。相传是神医扁鹊发现了用温水泡脚可以祛病的方法。到了唐宋朝，热水洗脚更为流行，苏东坡曾说过："热浴足法，其效初不甚觉，但积累百余日，功用不可量，比之服药，其效百倍。"又说："主人劝我洗足眠，倒床不复闻钟鼓。"大概宋代人就很时兴睡觉前用热水洗脚的。清代的曾国藩，更是视“读书”、“早起”和“足浴保健”为人生的三大得意之举，不论多忙，每天念念不忘的是临睡前以热水泡脚的享受，他在给弟弟的信中说：“养生六事必有常：一曰饭后千步，一曰将睡洗脚，一曰胸无恼怒，一曰静坐有常时，一曰习射有常用，一曰黎明吃白饭一碗不沾点菜。”

中医认为人的双脚上分布着六大经脉，连着肝、脾、胃、肾等内脏，既是三阴经的起始点，又是三阳经的终止点，而且足底有66个穴位，贯穿全身血脉和经脉，负责调节全身五脏六腑的重任。因此适当刺激足部，可保持全身血液顺畅，能促进新陈代谢。故民间歌谣说：“春天洗脚，升阳固脱；夏天洗脚，暑湿可去；秋天洗脚，肺润肠濡；冬天洗脚，丹田温灼。”中医还认为，“肾主两足”，足与脏腑中的肾关系十分密切，而肾又是先天之本、元气之根，主藏精气，因此“睡前洗脚，胜吃补药”，不仅能消除疲劳，还能促进睡眠。

从现代医学的角度看，人的脚掌上密布着许多血管，用热水洗脚能使脚部毛细血管扩张，血液循环加快，供给脚部更多的养料，使脚腿部新陈代谢旺盛。热水有温和的刺激作用，由于脚掌上无数神经末梢与大脑紧密相连，刺激脚心上的神经，可对大脑皮层产生抑制作用，使人感到脑部舒适轻松，可加快入睡，消除疲劳。另外，在冬天，脚掌远离心脏，供血少，表面脂肪薄，温度较低，脚掌一旦受寒，容易引起局部体温下降和抵抗力减弱，导致感冒等多种疾病。所以，临睡前以热水洗脚，好处是不言而喻的。

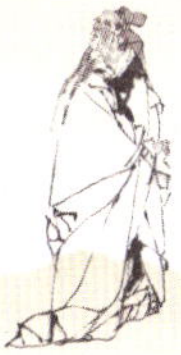

养生小锦囊

洗脚最好用温水，水温保持在四十二至四十五摄氏度为宜。水要浸过脚面，双足交互搓洗二十分钟以上，水凉后补加热水，一次约十五分钟。出盆后用干毛巾轻快地搓擦按摩脚趾和脚掌心，其催眠助睡效果会更佳。

大腹便便常按摩

陆游提倡饭后散步，还提倡饭后按摩腹部。在他的养生诗里，有一首《自诒》，是这样说的：“愈老愈知生有涯，此时一念不容差。身如病鹤长停料，心似山僧已弃家。高枕时时闻解箨，卷帘片片数飞花。饭余解带摩便腹，自取风炉煮晚茶。”又如《庵中晚思》，曰：“小庵摩腹独彷徉，俗事纷纷有底忙？云影忽生鸦蔽日，雨声不断叶飞霜。经纶正复惭伊传，杂驳犹能陋汉唐。卷尽残书窗已晚，笑呼童子换炉香。”

陆游是不是有一个大肚腩，我们不得而知，但陆游常常没事就摸自己的肚皮，从他自己的诗里来看，却是一点也没有错的。所谓的“饭余解带摩便腹”，就是吃完饭后解开自己的腰带，以手按摩腹部。他不仅饭后放下碗筷便摩腹，而且常常边散步边摩腹。在他的诗中，还有“饭后自做揉腹功”、“饭后频摩腹”、

“朝脯两摩腹”等句子，由此可见，摩腹，也是他的养生妙法之一。

摩腹养生，在我国有悠久的历史。早在南朝齐梁年间，达摩和尚翻译的《易筋经》里就记载有摩腹三法。在唐代，著名医学家孙思邈的养生之道是“饭后行百步，数以手摩肚”，他在《千金翼方》里将其归纳为：“食后，还以热手摩腹，行一二百步，缓缓行，勿令气急，行讫，还床偃卧，四展手足，勿睡，顷之气定。”这套较为完整的食后养生方法，后世多有沿用，陆游可能也是受到了他的启发呢。

摩腹，实际上就是对人体腹部肚脐附近区域的一种按摩。中医认为，肚脐附近的“丹田”是人体的发动机，是一身元气之本。肚脐与十二经络、奇经八脉、五脏六腑、四肢百骸都息息相关。因此腹部十分重要，而摩腹能刺激肝肾之精气，促进恢复阴阳的动态平衡，从而达到祛病强身的目的。

现代医学表明，用手掌恰如其分地摩腹，可促进腹腔内部的血液循环，刺激消化液的分泌，使胃肠蠕动加速，有利于腹部肌肉的强健，使粪便顺畅地排除。这样便可以减少便秘产生的有害物质对胃肠的毒害，防止胃肠病的发生。如能长期坚持按摩腹部，还对许多慢性病如肾炎、冠心病、肺心病、高血压等都有辅助治疗的作用。摩腹保健法简易、方便，随时随地可以无师自通，长期坚持，十分有益。

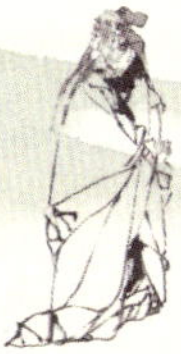

养生小锦囊

摩腹养生一般以右手掌压贴脐部，左手掌压于右手背，顺时针方向按摩，由脐部逐渐扩大到全腹，而后逐渐缩小按摩范围，直至脐部。依法做三次，直至腹部舒泰为止。

饭后一百步

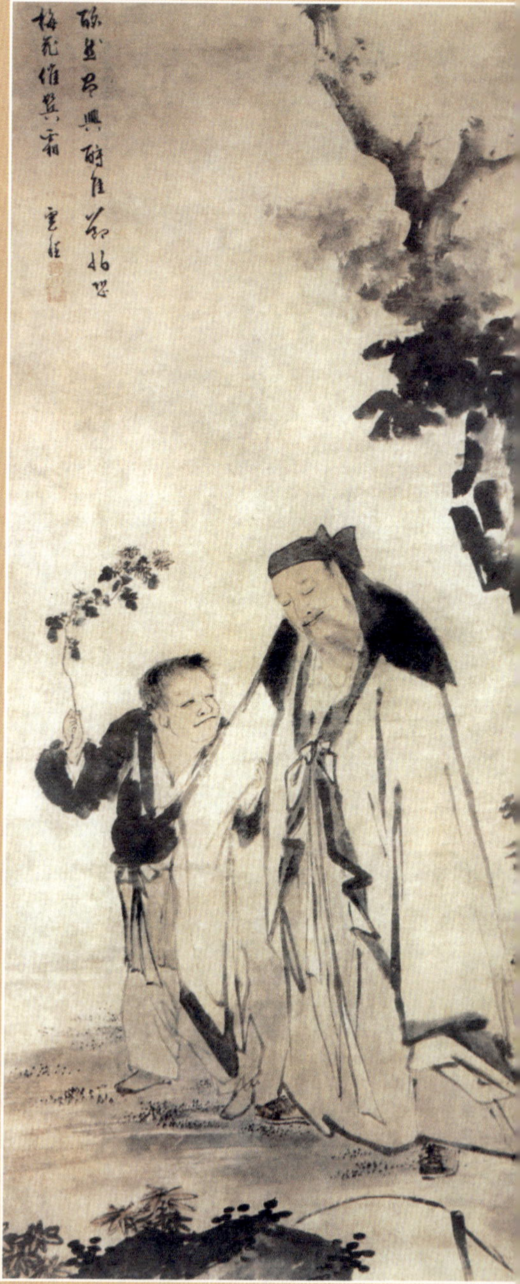

陆游一生坚持饭后百步走，古时称之为“行饭”。他晚年写了一首《致仕后即事》诗，专门讲他行饭的情形：“一盂麦饭掩柴扉，坐久不堪腰腿顽。拖到瘦藤闲信步，小桥东北望螺山。”晚年他行走不便，但依然保持着行饭的习惯，在《出游归卧得杂诗》中说“儿扶行饭出柴扉，伛偻方嗟力气微。道侧偶遇耘麦叟，倚锄闲话两忘归”。

散步是人们最常见的养生方法之一。《黄帝内经》说：“夜卧早起，广步于庭。”“广步”，即散步也，是提倡人们早晨起床后应到庭院里走一走的意思。唐代大医家孙思邈亦提倡“行三里二里，及三百二百步为佳”，“令人能饮食无百病”。散步健身，在我国有悠久的历史，是一种为人们所喜爱而又简便易行的健身方法，而饭后散步则更有传统。苏东坡就曾说：“已饥先食，未饱先止，散步逍遥，务令腹空。”就是饭后一定要散步。曾国藩更是“每日两饭后各行三千步”，他对儿子曾纪泽说：“每天饭后十数千步，是养生家的第一秘诀。”他规定儿子在家每顿饭吃完后，要到叔叔家走一趟，往返大约三千步。还说如果能坚持走三个月，一定收效很大。

饭后散步，是一种良好的养生习惯。中医理论认为，食后看书、说话、跳踯、骑马、登高、劳作等各种活动，都应避免，而应通过闲散和缓的行走，四肢自然而协调的动作，使全身关节筋骨得到适度的运动，才能使人气血流通，经络畅达，有利于关节、五脏等，并且持之以恒，才能身体强壮，延年益寿。

从现代医学的角度来看，饭后胃里盛满了食物，既不适合剧烈运动，又不适合躺倒睡觉。饭后散步，对加强消化是大有帮助的，散步的轻微震动，对内脏器官有良好影响。再加上走路时腹肌前后收缩，膈肌上下运动，对胃肠和肝脾能起到很好的按摩作用，使胃肠蠕动加快，使消化液分泌旺盛，更好地对食物进行消化。若吃饭后即卧，会使消化停滞，食后急行又会使血流于四肢，影响消化吸收功能。

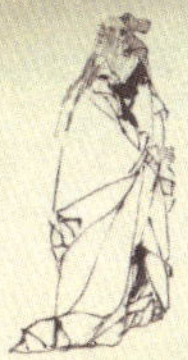

养生小锦囊

饭后散步，每次以千步为佳。散步之后，宜作适当休息。

没事常梳头

在陆游的养生秘笈里，梳头是一大绝技。他每天早上起来，要做的第一件事情就是梳头：“觉来忽觉天窗白，短发萧萧起自梳。”在客稀门闭没啥事时，他也拿起梳子梳头：“客稀门每闭，意闷发重梳。”由于长期坚持梳头，到晚年他依然“两目神光穿夜户，一头胎发入晨梳”。

人们认为梳头能养生健脑，如民间自古有“春三月，每朝梳头一二百”的说法，意思是说在立春到立夏之间的三个月，每天早上梳头一二百下，可以起到很好的养生保健作用。南北朝时著名医学家陶弘景也说过：“头当数栉，血流不滞，发根常坚。”意思是头要经常梳，才可以使血流更加顺畅，发根更加坚固。苏东坡晚年养生法之一也是梳头，

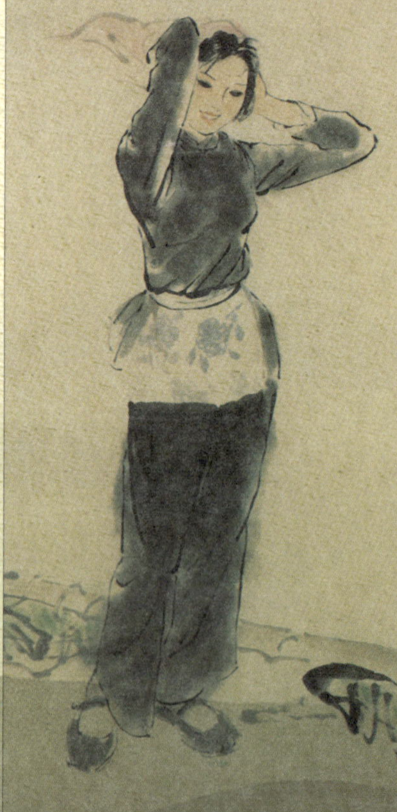

还因此写了一首梳头诗：“羽虫见月争翩翻，我亦散发虚明轩。千梳冷快肌骨醒，风露气人霜蓬根。”明代沈仕在《摄生要录》中说：“发是血之余，一日一次，梳通血脉，散风湿。”相传，清代的乾隆皇帝没事也经常让随从替自己梳头，将此作为养生之道。

梳头具有养生保健之用，其理论基础是中医的脏象学说与经络学说。中医认为，头为“精明之府”、“诸阳之会，百脉之宗”。在人体的十四条主要经脉中，有八条汇聚于头部，头部有穴位四十多个、刺激区十余处。所谓的“百会穴”，就是因各种经络直接汇集头部而得名。中医又认为，“发为血之余”，常梳发能促进发根血液循环，有坚固发根、黑润发色的作用。此外中医还认为，人体的经络，内联五脏六腑，外络肌肤腠理，常梳头还能产生其他多种疗效，达到强健全身、防治多种疾病之目的。

从现代科学的角度来看，经常梳头，能促进血液的循环，改善颅内的营养，起到醒脑提神的作用。人若长时间用脑，感觉疲倦时，梳头几分钟，会有轻松舒适之感。此外，常梳头还可防治眩晕，并有助于中风后遗症的康复等。当然，养生梳头也是有讲究的，不能胡乱梳一通。梳头的正确方法：早晚各一次，从额头发根，顺着头发一直梳到后颈，用力不可过猛，也不可过轻，每次一百或二百遍，使头皮产生微热感为好。

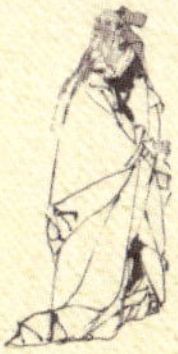

养生小锦囊

梳头所用梳子以木梳为好，梳齿应疏密适中。南方产的以竹为原料的密齿梳子效果最好。梳头时应用力均匀，不宜硬拉，以免损伤毛囊，使头发折断、脱落。

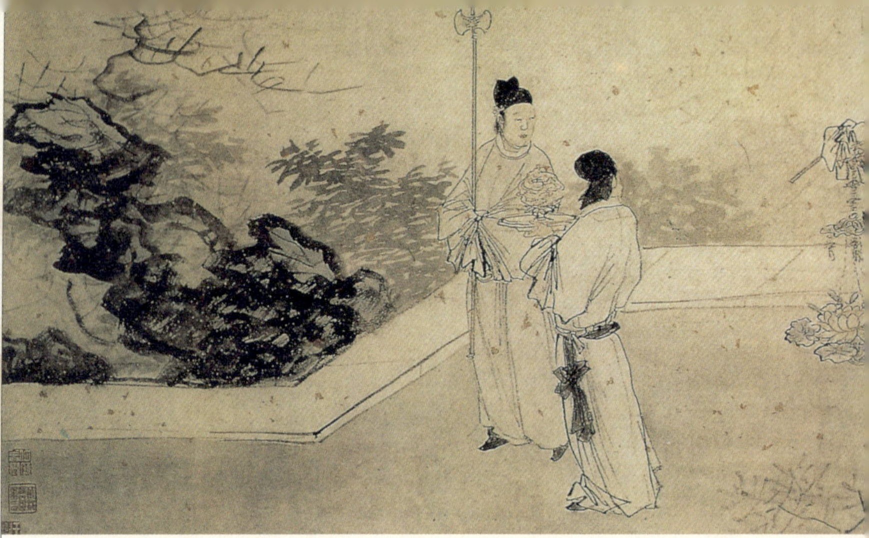

洒扫庭除促健康

陆游晚年家贫，洒扫、栽桑、养蚕、种菜、种胡麻、酿酒、做酱、养鸡、养猪等等，什么都必须亲自动手，他也不以此为耻，反而写下了许多有关他参与劳动、耕作的诗歌。如《山村经行因施药》写道：“耕佣蚕妇共欣然，得见先生定有年。扫洒门庭拂床几，瓦盆盛酒荐豚肩。”这说的是他做家务的情形。又《小园》组诗云：“小园烟草接邻家，桑柘阴阴一径斜。卧读陶诗未终卷，又乘微雨去锄瓜。”这说的是他早起冒着小雨到地里锄瓜的事情。《收意》写道：“整书拂几当闲嬉，时取曾孙当马骑。故做小劳君会否，户枢流水即吾师。”他把整理书籍、扫地抹桌等当作是自己锻炼身体的活动，他觉得做一点力所能及的劳动是有益身心的，就像“户枢不蠹，流水不腐”的道理一样。长期从事各种劳动，也是他获得长寿的原因之一。

中华民族是勤劳勇敢的民族，热爱劳动是我们的传统美德。劳动能养生益寿，古人早有论述。东汉时的医学家华佗认为："动则谷气易消，血脉流利，病不能生。"唐代孙思邈在《千金要方》中记述："养生之道，常欲小劳，但莫大疲及强所不能堪耳。且流水不腐，户枢不蠹，以其运动故也。"意思就是说，适量的劳动对人体健康有好处，但是过度的劳动则会对人体产生损害而引起疾病；而且劳动需要长期的坚持，不能三天打鱼，两天晒网。

中医还认为久卧伤气，久坐伤肉，形体过于懒散劳逸，肌肉筋骨的活动机会就很少，很容易使人气血迟滞不畅，脾胃功能减弱，全身萎软无力，出现头晕、心悸、气喘等症状。相反，经常劳动则可使人体气血调和，百脉通畅，脏腑机能旺盛，情绪舒畅，从而使人体魄健壮，精力旺盛。但中医也认为，劳动太多，过于劳累也不是一件好事，因为过度劳动会耗损人体之气，从而出现四肢困倦、精神疲惫的情况。

从现代科学的角度来看，劳动也是有助于养生的。现代人由于生活方式的改变，参加体力劳动的机会越来越少。尤其是随着科技的发展，各种方便生活的工具不断涌现，劳动强度大为降低，"四体不勤"已经是很普遍的现象了。长此下去，人的各器官功能会逐渐降低，免疫力也日趋减弱，终会导致身体素质下降。而经常劳动的人，由于具有一定的运动量，增加了肌肉对氧和营养物质的需要量，减慢了肌肉的生理性萎缩，为健康长寿打下了良好的基础。更重要的是，劳动创造的成果能使人精神愉快、心情舒畅。因而古今养生家都认为，劳动是最好的养生方法。

第三章 闲情偶寄话养生

李渔（1610—1680年），明末清初的戏曲家，取名仙侣，字谪凡，号天徒，中年改名李渔，字笠鸿，号笠翁。李渔是浙江兰溪人，出生于富庶之家。他自幼聪颖，擅长古文词，但在科举考试中铩羽而归。从此他干脆放弃了举业，专事游历四方，广交名士。清康熙五年（1666年），他组建了一个家庭戏班，在富庶的

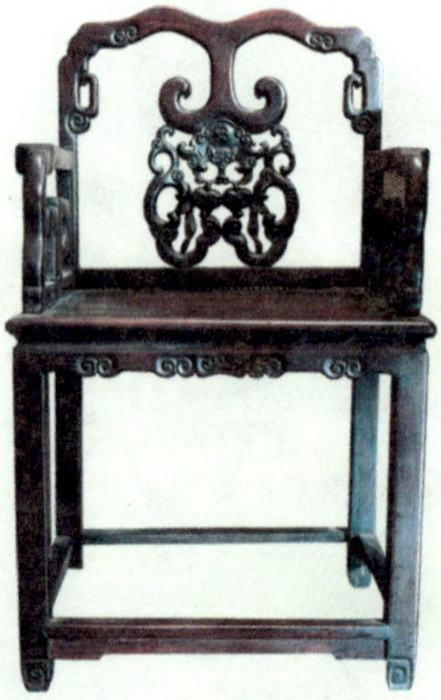

江浙一带巡回演出，收入颇丰。但晚年李渔的事业渐走下坡，生活困顿，甚至靠举贷度日。

李渔素有才子之誉，世称李十郎，他博学多才，兼收并蓄，而且学无不精，堪称杂家。他所著的《闲情偶寄》，除了有戏曲理论的内容外，还有大量的饮食、营造、园艺、养生等方面的内容。尤其在养生方面，李渔的许多经验值得借鉴。譬如他吸收许多前人的养生观念，如讲究“却病三法”，即“病未至而防之，病将至而止之，病已至而退之”，强调对疾病防患于未然，同时他又十分注重日常饮食和作息时间的规律，认为健康的生活来源于良好的生活习惯。这些，既是他养生理论的精髓，也是古人养生观念的精华，值得现代人参考和借鉴。

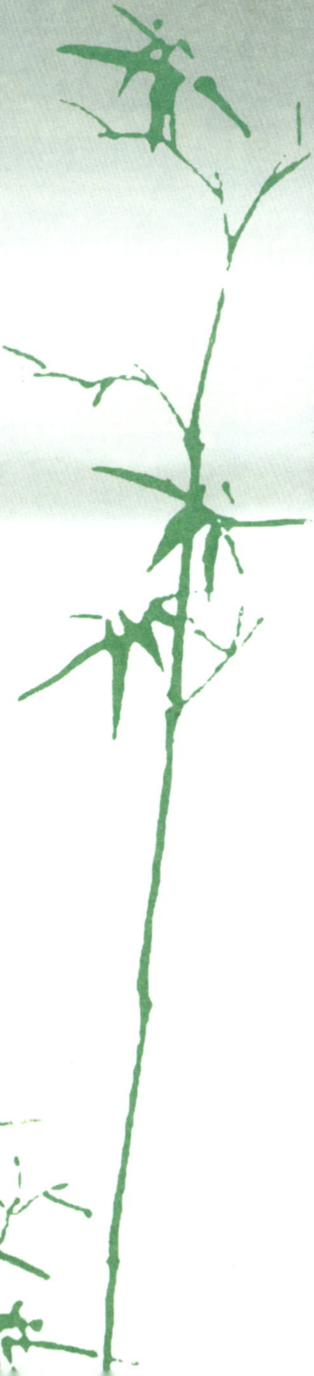

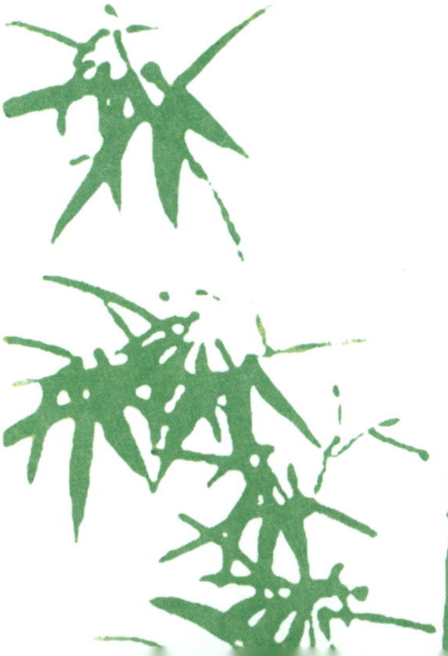

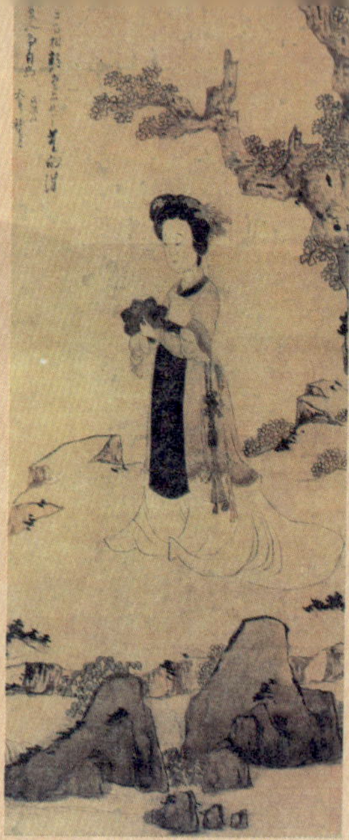

莼菜羹

李渔认为，去杭州的人如果没吃到西湖莼菜，那就算白去了一趟杭州。李渔对莼菜评价很高，他说：“陆之蕈，水之莼，皆清虚妙物也。”意思是水中的莼菜和陆上的蘑菇一样，都是“清虚妙物”。他还将莼菜、蘑菇、蟹黄、鱼肋一起做羹汤，取名为“四美羹”，把“四美羹”的鲜美说得是天上有，地上无。

莼菜又叫水葵、凫葵，是水生植物，其外形类似茶叶，但颜色暗绿，滑滑嫩嫩，别具特色。莼菜是西湖的著名特产，由莼菜做成汤或羹，味道格外鲜美，是杭帮菜的代表作。说起来，这西湖莼菜羹是一道古菜，相传晋朝时，杭州人张翰在洛阳做官，离家年岁久远，每逢秋风一起，不免要伤秋思乡。他最怀念故乡的三样东西，分别是菰菜、莼菜羹、鲈鱼脍。他说：“人生贵得适志，何能羁宦数千里，以要名爵乎！”意思是说，人生要能过遵循自己意愿的生活，怎么能被官名羁绊呢？于是他决定辞官归故里，这就是成语“莼羹鲈脍”、“莼鲈之思”的典故，后来人们常常用此来表达思乡之情。因为思念莼菜的美味而辞官不做，也足见莼菜的魅力了。

莼菜除了味道鲜美外，还富有养生功效。中医认为，莼菜性寒、味甘，《新修本草》载：“莼，久食大宜人，合鲋鱼作羹食，主胃弱不下食者，至效。又宜老人，应入上品。”一方面，莼菜鱼羹味道鲜美，可以促进食欲，对胃弱不下食的人很有功效；另一方面，莼菜鱼羹又可以调理肠胃，尤其是莼菜细软嫩滑，利于消化吸收，非常适合老年人、儿童等食用。

莼菜还有清热解毒、利水消肿的功效，古人甚至用它来治疗热疸。李时珍的《本草纲目》里记载了莼菜的药用价值：“春夏嫩茎未叶者名稚莼，可消渴热痹。与鲫鱼作羹食，下气止呕，补肠虚气”、“叶梢舒长者名丝莼，可治热疸，安下焦”。李时珍根据莼菜不同生长期的特性来治疗不同病情，他认为稚嫩期的莼菜可以用来补益肠胃、消气止呕，而成熟了的莼菜则可以解毒，治热疸、除疮毒。

现代科学证明，莼菜含丰富的蛋白质、维生素和微量元素，营养价值很高。特别是含有丰富的锌，这在植物中是比较少见的，所以被誉为植物中的“锌王”。多食用莼菜，对改善青少年和儿童的缺锌有莫大的好处，可以助他们更好地发育。另据日本媒体报道，科学家们还发现莼菜中含有一种酸性的多糖，这种多糖能强化机体的免疫系统，进一步增强免疫能力，达到防治癌症等的效果，对防治食道癌、胃癌、前列腺癌等很有效，看来莼菜的养生功效的确不可低估。

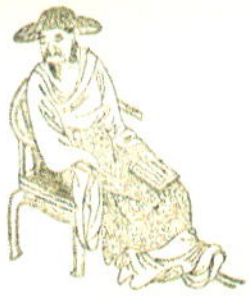

养生小锦囊

莼菜性寒，不宜多食久食，以免伤脾胃。妇女月经期间和孕妇产后尤其要忌食。脾胃虚寒患者也忌食。

滋补老鸭香

李渔在《闲情偶寄》里写道："禽属之善养生者，雄鸭是也。"他又说："诸禽尚雌，而鸭独尚雄；诸禽贵幼，而鸭独贵长。"李渔爱吃鸭，而且爱吃雄鸭、老鸭。他的理论根据是，雄鸭善养生，精气保持体内，越老所存越多，是食用的上上之选。李渔的这种"鸭子精气说"说得玄乎其玄，不过民间确实有种说法："烂蒸老雄鸭，功效比参芪"。意思是一只老雄鸭的滋补效果，完全不亚于名贵的人参和大补的黄芪。可见，人们对老雄鸭的养生功效还是比较认可的。此外，民间还有"大暑老鸭胜补药"的说法，意思是炎热的夏天里，老鸭就胜似一剂补药。

"烂蒸老雄鸭，功效比参芪"也好，"大暑老鸭胜补药"也好，在中医看来都是有一定根据的。中医认为，鸭子性凉，味甘咸，《日用本草》记载鸭肉可"滋五脏三阴，清虚劳之热，补血解水，养胃生津"，因此用老鸭跟西洋菜或冬瓜、薏米等一起煲汤饮用，可以消暑、健脾、化湿，增进食欲；明人倪朱谟编的《本草汇言》中说老鸭能"滋阴除蒸，化虚痰，止咳嗽"，认为它对化痰止咳也有功效。相传武则天到了晚年，体衰多病，咳嗽不止，稍感风寒便病情加重，太医们为治疗她的病绞尽脑汁，什么贵重的药品都用过，但是总不见疗效。后来有一位御厨想起了民间有用老鸭养生的说法，便给武则天做了一道"虫草炖鸭"，武则天每隔三两天便吃一次。一个多月后，她的气色便好转，不再咳嗽了。

老年人很适合吃些鸭肉。随着年龄的增长，老年人身体新陈代谢功能逐渐降低，容易出现水肿。东晋葛洪就有一道方子，说的是把鸭子和米并五味，煮熟作粥，空腹食之，可以医治水肿，还有诸多好处。《红楼梦》写贾府闹元宵，过了四更天，贾母觉得有些饿了，凤姐忙回说："有预备的鸭子肉粥。"在这么重要的日子，专门给老祖宗准备鸭子肉粥，看来精明的凤姐也是深知老鸭的养生功效的。

除了鸭肉外，鸭血也是一大宝。在中医看来，鸭血具有补血、清热解毒的功效。东晋葛洪著的《肘后备急方》甚至说吞金或食野葛中毒，都可以用鸭血来解毒救治。中医有以脏补脏的理论，食用鸭血可以补血，而肝主藏血，所以，鸭血又可以护肝，人们也常常喝鸭血汤补肝。

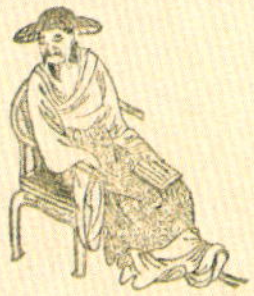

养生小锦囊

感冒、腹痛、腹泻、腰痛、痛经等患者，暂不要食用鸭肉，免加重病情。

秋风起，蟹黄肥

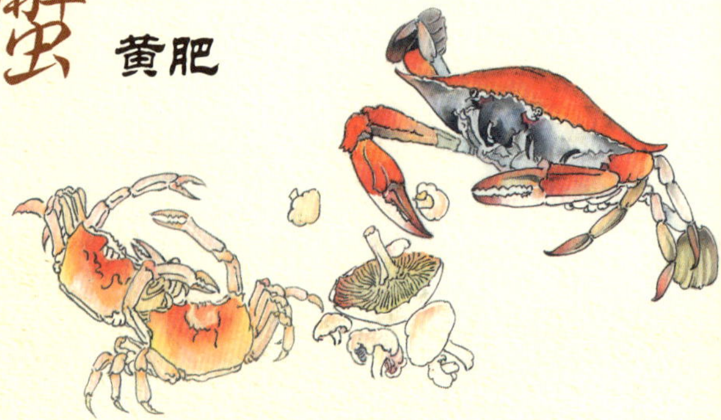

李渔生活在江浙一带，蟹为当地一大特产。每当“秋风起，蟹黄肥”，就是李渔最高兴的时候。因为李渔对螃蟹情有独钟，他说：“蟹之鲜而肥，甘而腻，白似玉，而黄似金，已达色、香、味三者之至极，更无一物可以上之。”他认为螃蟹堪称世间第一佳肴。所以他每天都想吃蟹，笑称“以蟹为命”，他还专门节衣缩食地存了一笔买蟹的钱，称作是“买命钱”。从螃蟹初上市到断市前，他家七七四十九只大缸里总是装满了螃蟹，还特意用鸡蛋白喂养催肥。这个时节，李渔常常与朋友们一起宴饮品蟹，以文会友，日子过得潇洒快意，他称之为“蟹秋”，以兹纪念。一旦螃蟹季节快过去，李渔就用绍兴的花雕酒来腌制醉蟹，以便一年四季都可一解馋虫。而那腌蟹的酒，即“蟹酿”，被李渔奉为佳酿，一直喝到来年螃蟹上市。凑巧的是，李渔家里有个女仆非常喜欢帮他打理、制作螃蟹，李渔觉得这好像是上天专门赐给他的礼物，便称她为“蟹奴”。

螃蟹自古是国人的宴上佳肴，《世说新语》中记载晋代的毕卓嗜酒，向别人说：“右手持酒杯，左手持蟹螯，拍浮酒船中，便足了一生矣。”这种人生观、饮食观影响了许多人。李白也说“摇扇对酒楼，持袂把双螯”，道出了食蟹的快意。“但愿有蟹无监州”则是苏东坡嗜蟹的真实写照。

人们在嗜蟹的同时，也认识到了蟹的养生功能。中医认为螃蟹味咸，性寒，入肝、胃经，有散瘀血、通经络、续筋骨、解漆毒、滋阴的作用。《随息居饮食谱》说它“补骨髓、利肢节、续断伤、滋肝阴、充胃液、养筋活血、治疽、愈咳”。《别录》说它能“解结散血，愈漆疮，养筋益气”。螃蟹可以治胃气，理筋脉，消食，蘸醋食则有利于肢节，消烦闷。所以，中医临床上常以蟹内服、外用来进行补中益气。

现代科学研究也表明，蟹是高蛋白、高钙、高维生素的食品。每百克蟹肉中含蛋白质14克，铁13毫克。其丰富的营养对术后、病后的人尤其有益。此外，毫不起眼的蟹壳也用处多多。研究人员发现蟹壳中含有一种叫“甲壳素”的物质，动物实验表明，甲壳素能阻断癌细胞的转移，活化机体细胞，增强人体免疫功能。民间早就注意到了蟹壳的这一功用，并有许多偏方，比如蟹壳酒，就是用生蟹壳数十枚置瓦上焙干研细末，取药末用黄酒送服，日服两至三次，对防治乳腺癌等有很好的功效。

此外，食蟹往往配以绍兴黄酒和姜末醋汁，这可不仅仅是为了助兴或调味。按照中医理论，蟹性咸寒，味虽鲜美，却不能多食。所以李时珍便强调“鲜蟹和以姜醋，侑以淳酒，嚼黄持螯，略赏风味”。因为黄酒性温，温寒相抵便无疾患之虞，而且黄酒最能去除腥味，食之更觉香美。这也就是李渔用绍兴黄酒泡蟹的道理所在。而食蟹常蘸姜末醋汁，同样能起到驱寒杀菌去腥的作用，同时还保持了蟹肉原有的鲜美。

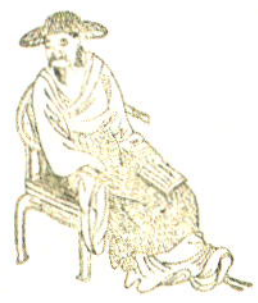

养生小锦囊

螃蟹虽味美，但不宜与茶水同食。吃蟹时和吃蟹后一小时内忌饮茶水。蟹肥正是柿子熟的季节，但蟹忌与柿子混吃，以免引起腹泻。

虾也能养生

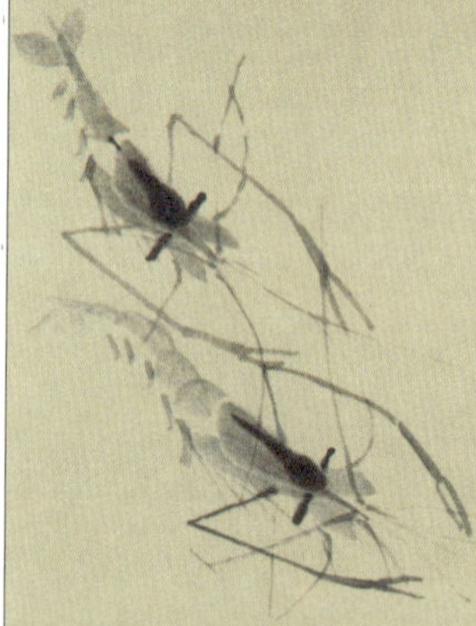

虾是人们非常喜爱的食物。李渔就认为在所有荤食中，虾和蟹一样都是必不可少的，就像甘草在药材中是不可或缺的一样。看来虾和蟹都是李渔喜欢的食物。李渔最看重的是虾的鲜美。他常用煮过虾的汤兑入各种菜式中，那道菜必然也鲜美异常。

虾的鲜美固然是真的，但虾的养生功效也很明显。中医认为，虾性味甘温，具有很强的通乳作用。《本草纲目》、《随息居饮食谱》都记载了虾利于“下乳汁”。人们常常用虾拌上黄酒蒸食，以治妇女乳少、乳汁不通。民间还有句俗语：“男人吃虾，女人吃蟹。”这是因为虾还有补肾壮阳的功用，对有肾亏、腰痛、乏力等相关症状的男士来说，多吃虾很有功效，但注意虾不能与猪肉混吃。二者混吃可能会适得其反。《饮膳正要》里说，“虾不可与猪肉同食，损精”。此外，虾还可用来治疗丹毒、痈疽、臁疮。《食物宜忌》说“河虾能治疣去癣”；《本草纲目》也说用虾“煮汁，吐风痰；捣膏敷虫疽”；唐代名医孟诜在治疗小孩“赤白游肿”之病时，就是用虾捣碎了外敷。

虾不但味道鲜美，而且营养丰富。虾是高蛋白质食品，所含蛋白质是鱼、蛋、牛奶的几倍到几十倍。虾还含有大量的钙、磷、铁、镁等微量元素。其中，镁元素能有效保护心血管系统，防止动脉硬化；而虾的脂肪含量比较低，所含脂肪大多都是不饱和脂肪酸，具有防治冠心病的作用；加上虾肉质细嫩松软、容易消化吸收的优点，虾适合易患心血管病和冠心病的老年人食用。但同时也要注意，虾虽然营养丰富，却并不是所有人都可以大量食用的，因为它是一种“发物”，对患有某些过敏性疾病或身上生疮、上火的人来说，如果食用虾、蟹、鱼等水产品，可能会使病症复发或加重。所以，吃虾也不能“瞎吃”，明确对虾过敏的，即使嘴馋也千万不要进食。

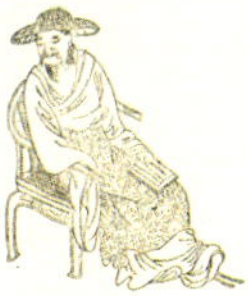

养生小锦囊

虾背上的虾线，是虾未排泄完的废物，所以食用时应去掉。食用虾后至少要隔两小时后再吃水果。

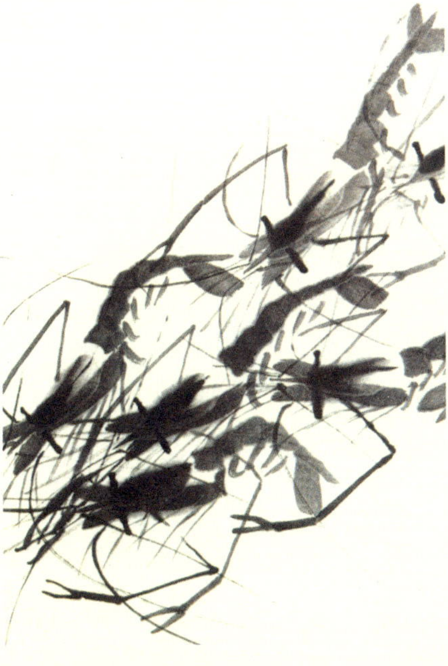

爱莲说

李渔一生嗜花如命，他说自己有四个命根，那就是春天的水仙、夏天的莲花、秋天的秋海棠、冬天的腊梅，要是在当季看不到这些花，就像要了他的命一般。这当然是夸大其词了，但他喜爱夏莲却一点也没有虚假，因为莲花不仅可供观赏，而且还具有养生功效，用李渔自己的话来说，是“可目、可鼻、可口”的。

莲花有很多优雅别致的名字，如荷花、芙蕖、菡萏、芙蓉、水芝、水芸、君子花等。在炎炎夏日的湖面上，看翠荷红花随风摇曳，不仅能放松心情，还能颐养性情；兼之莲花、莲叶的香气淡雅，沁人心脾，能使人情绪稳定，平和舒适，让人在夏日一消暑热。李渔曾说：“荷叶之清香，荷花之异馥，避暑而暑为之退，纳凉而凉逐之生。”

但古人其实更看重莲的果实——莲子的养生功效。民间相传，古时有位贵夫人，失眠日久，形容憔悴，听人说有一位道姑医术高明，于是她求治于道姑，道姑随手一指水中荷花，称那形如睡莲者，可治不眠之症，于是贵夫人使人在荷花中找到莲蓬，剥出莲子做成羹吃了，终得安睡。又如清朝的乾隆皇帝，相传他每天都要吃“莲子雪蛤粥”，哪天不吃便不舒服，长期如此，所以他能睡眠顺畅，身体健康，成为著名的长寿皇帝。小说《红楼梦》里提到了一道“建莲红枣汤”，“建莲”是指产自福建建宁县的莲子，这是清代莲子中的最上品，也是贡品之一，贾府人尤其爱吃。这些，都可见古人对莲子的喜爱之情。

中医认为，莲子有养心安神、健脾止泻、益肾固精的功效。如虚烦惊悸、失眠不寐、脾虚泄泻、食欲不振、肾虚遗精等症，多吃莲子是很有益处的。《神农本草经》称莲子“主补中，养神，益气力”；《本草拾遗》称莲子“令发黑，不老”；《本草纲目》称莲子“固精气，强筋骨，补虚损”。现代医学研究则证明，莲子除含有多种维生素、微量元素外，还含有荷叶碱、金丝草甙等物质，对治疗神经衰弱、慢性胃炎、消化不良、高血压等病症有效，并具有一定的抗衰老作用。

除了莲子之外，莲的其他部分也都是宝，莲的地下茎即莲藕也可以食用。中医认为莲藕味甘，性寒，无毒，生食能清热润肺，凉血行淤；熟食能健脾开胃，止泻固精，对身体大有好处，所以古人把莲藕叫作“灵根”。莲蓬作用也很大，可以消炎、止血、调经去湿。莲子芯冲水可防治口干舌燥、虚火上升、嗓子痛痒、声音嘶哑等问题。

正如李渔所说，莲花“无一时一刻，不适耳目之观；无一物一丝，不备家常之用”。古今多少名士钟爱莲花，以莲花纯净的品德自喻自勉，为人高尚、淡泊名利、洁身自爱，本着这样的人生态度，自然健康长寿。

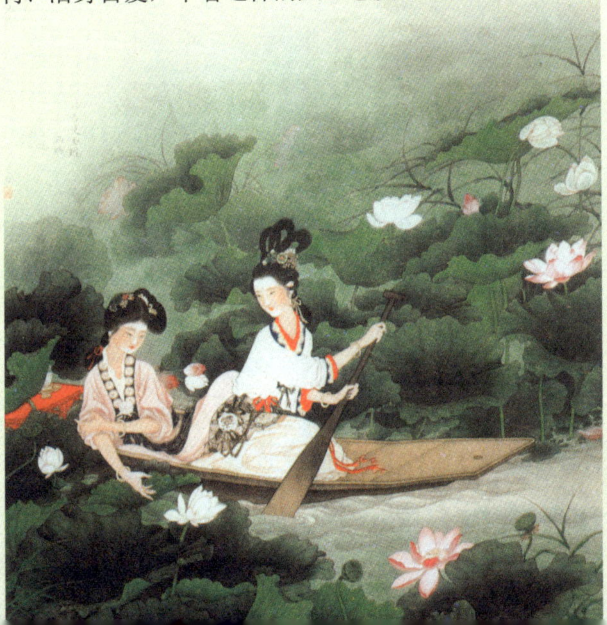

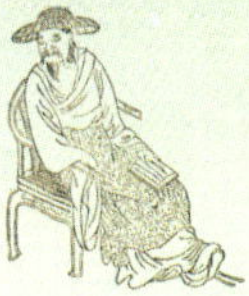

养生小锦囊

莲子性涩滞，可影响脾胃的功能，不宜生食。莲子会敛大便，便秘患者不太适合吃莲子。

多快好省的面食

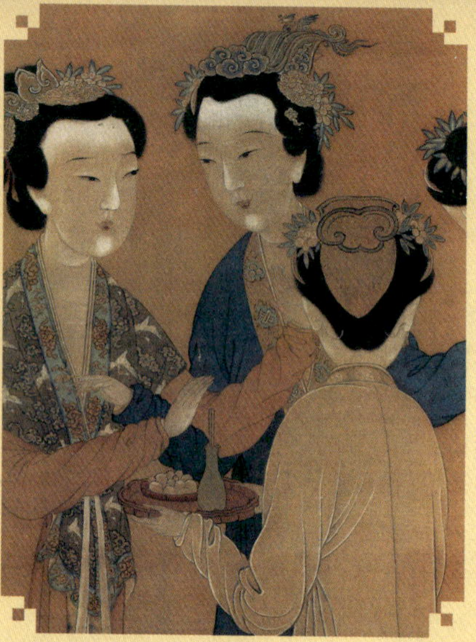

中国南方人多爱吃米饭，北方人多爱吃面，这跟南方和北方分别适宜种植稻米和小麦有很大关系。米、面对人体健康各有好处，《本草纲目》就说，“米能养脾，麦能补心”。李渔虽然生活在南方，但他的性格跟北方人一样刚直，饮食上也与北方人相似；而且作为营养学家，他深知杂食、吸收多种营养的重要性，所以，他安排自己一日三餐为两顿吃米饭、一顿吃面，这样便调和、兼收了南北饮食之长。

面是很广义的概念，泛指面食，包括包子、馒头、饺子、馄饨、面条、烙饼等。李渔那个时代，北方人喜欢用面摊饼吃，而李渔喜欢做成“切面”吃。“切面”也就是新鲜的面条。李渔吃面条也别有讲究。古代中国人做面条，一般做成汤面，并有“原汤化原食”的说法，意思是煮完面条的汤很有营养，喝些汤，还可以帮助消化。李渔则不喜欢面汤，他说人们把各种调料都下到汤里，汤有味而面无味，这就跟没吃面一样。于是，他自己创造了“五香面”和“八珍面”，把各种不同的食材和调料和进面里，面条味道很好而汤则是清汤，营养便全在面里了。

李渔吃面，除了面的确好吃外，还因为面条是由小麦制成的。中医认为小麦味甘、性平，能养心益肾，除热止渴。如《本草拾遗》记载：“小麦面，补虚，实人肤体，厚肠胃，强气力。”所以食用面条对身体很有补益。

食用面条一年四季皆宜。冬天一碗热乎乎的汤面下肚，身子马上就暖了；而夏天天气炎热，吃小麦做的面条，不仅大快朵颐，而且有消烦止渴的作用，也同样受欢迎。宋人寇宗奭编著的《本草衍义》记载“三伏中，朝廷做面，以赐臣下”，说的是在大热天时，朝廷专门做了面食，赏赐给臣下。现代人在夏天也吃面，不过吃的是冷面，吃起来更加凉爽，且别有风味。韩剧里，主人公们大口吃着韩国冷面，一副极其享受的样子屡见不鲜。

面条相较于米饭还有一个好处，就是面条比米饭容易消化，所以，对病后初愈或肠胃不好的人，医生常建议吃些面条，可以促进消化。此外，面条的淀粉能快速地转化成葡萄糖，维持并增加体内血糖的水平；而大脑活动要消耗大量葡萄糖，对于脑力工作者来说，食用面条可以较长时间维持大脑的血糖水平，从而在紧张的工作过程中保持思维敏捷。

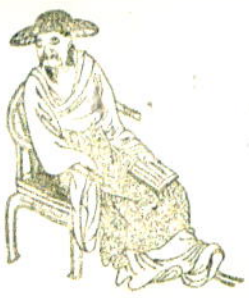

养生小锦囊

对病后初愈或肠胃不好的人，医生们常建议吃些面条，可以促进消化。

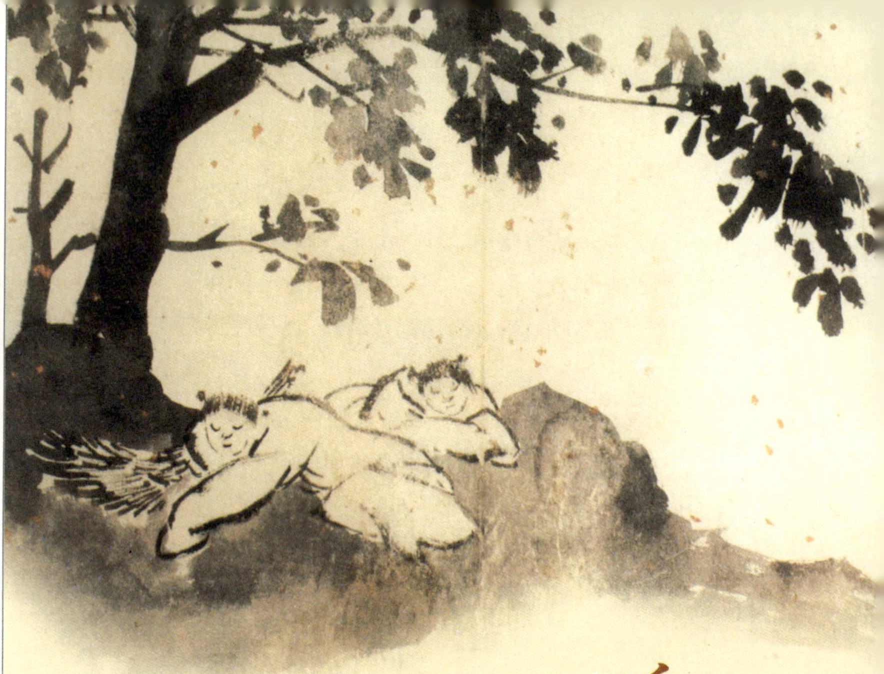

做一只瞌睡虫

某天，李渔遇上了一位奇人。这个奇人爱讲道术，到处宣扬他的养生之法。李渔自忖也是养生家，心里大不服气。于是他说："既然你说自己的养生之法最好，那么请问，什么是最利于延年益寿的呢？"奇人答曰："当然是导引和坐功了。"李渔听后哈哈一笑，驳斥他说："养生之诀，当以善睡居先。"李渔认为养生的诀窍应当首选睡觉，而打坐练功，赶走睡意，哪能养生呢？众人一听，都觉得十分有道理，奇人十分没面子地被气走了。

睡眠，古人又称为"眠食"，睡眠的重要性是不言而喻的。相传五千年前，药祖神农氏夜以继日在深山里尝百草，随身携带的除了一个装草药的竹篓，就是一只粗麻布做成的枕头。白天，他把塞有各种野生植物中药材的枕头缠在腰际，晚上则以天为幕、以地为床，枕着那只枕头呼呼而眠，他的睡眠质量十分之高，所以第二天他又能精神舒爽、体力充沛。又如南宋末年，湘西土族遭外敌入侵，形势岌岌可危，土司夜不能寐。土司有个心灵手巧的女儿，她为了让父亲睡好觉，亲自上山采集中草药，给父亲缝制了一只"乾坤枕”。父亲用了这个枕后睡眠安稳，精神焕发，命令按“乾坤枕”的制法，为士军每人缝制了一只。士军睡好了，士气自然高涨，在土司的率领下，一举击溃了敌军。

李渔说白天干活，晚上睡觉，是天经地义的事情。睡觉是人最重要的养生活动。一个健康的人如果没日没夜地干活，不给睡觉，迟早都会病倒；而善睡之人，往往能养精蓄锐，健脾益胃，强筋壮骨。李渔还提倡睡午觉，他尤其喜欢一首关于午睡的诗：“花竹幽窗午梦长，此中与世暂相忘。华山处士如容见，不觅仙方觅睡方。”在他看来，一纸睡方竟胜过仙方，睡个高质量的午觉，要赛过当神仙。李渔还提醒吃饱后不要马上入睡，睡觉的地方要安静、凉爽，睡觉前要安排好工作，不要心里有事等等。

睡眠有益健康，这一说法得到了现代科学的证实。美国免疫学家研究发现，每天睡足八小时，除了可以消除疲劳，还可以提高免疫力、抵抗疾病的侵袭。在睡觉的过程中，人的大脑和小脑可以得到充分的休息，功能作用得到充分恢复和保养。过度缺乏睡眠，会造成神经系统功能紊乱、神志不清。有研究指出，人两周不进食，只要喝水，仍然可以生存，但如果连续一周不入睡，就会精神错乱，甚至死亡。所以，我们常常在影视剧里看到对间谍或犯人逼供时，让他不停说话，不准睡觉，这可是比什么酷刑都毒辣。

正是认识到睡眠的重要性，国际精神卫生组织将每年的3月21日，定为“世界睡眠日”。在夏天，西班牙政府还会规定全国统一的午睡时间，举国享受美好的午睡时光呢。

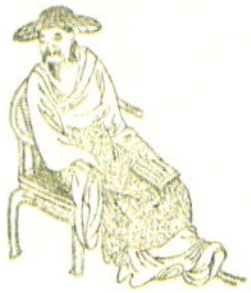

养生小锦囊

人睡觉时应该头朝北脚朝南，这样可以最大限度地减少地球磁场的干扰，使睡眠更加香甜。睡觉姿势应向右侧、如弓形，可减轻心脏承受的压力。另双手不要放在心脏附近。

沐浴会伤元气？

沐浴是文雅的说法，翻译成大白话，就是洗澡，广东人也叫做冲凉。沐浴本来只是日常生活中非常平常的一件小事，但李渔却把沐浴当作养生的重要手段，并以此为乐，说："此事非独宜于盛夏，自严冬避冷，不宜频浴外，凡遇春温秋爽，皆可借此为乐。"

利用沐浴的方法进行保健养生、防治疾病，在我国已有近千年历史。古时，"沐"指洗头，"浴"指洗身，但现在沐浴已经没有分得那么清楚了。据历史记载，殷朝的贵族就开始用热水沐浴了，还用煮热的洗米泔汁来洗面沐发，据说这样可使皮肤保持白嫩光滑。顺便提一下，古人把煮热的洗米泔汁称为"潘"，用途就是供人洗面沐发。《黄帝内经·素问》篇中讲到"气寒气凉，行水渍之"，意思是人们要用水浴的方法驱散体内的寒热邪气。春秋战国时每逢有祭祀等大事，都要先行沐浴更衣，以示对祭祀对象的尊敬。到了宋代，沐浴已经非常常见了，这时在一些城市里还出现了盈利性的澡堂。吴曾在《能改斋漫录》中说"所在浴处必挂壶于门"，因此"挂壶"成了浴堂的标记。

沐浴的养生作用，主要体现在有助于美容和健康。尤其是现代人，环境污染严重，经过一天的活动，人体皮肤上沾满了灰尘、汗水、油脂、盐分，女性的皮肤上可能还残留有化妆品，通过沐浴清洗，能清除污垢，防止毛孔堵塞，让皮肤自由呼吸，有效保持肌肤嫩白，防止肌肤老化；而皮肤经清洁后呈弱酸性，还能够防止细菌等微生物的滋生，预防皮肤疾病。

此外，沐浴还相当于“免费按摩”。当清水缓缓在身体上流淌，无形中对肌肤产生了冲击，而在擦洗身体的过程中，通过摩擦也起到按摩的作用；加上水温的刺激，能进一步促进人体的血液循环，降低肌肉张力，有效缓解疲劳。如今人们还常常在浴缸中加入牛奶、植物精油等泡泡身体，不但可以令皮肤更加白皙滋润，还可以放松身体，健身醒脑，使人心情愉快，这也是各地日益盛行SPA的原因。

古代也有些人比较忌讳沐浴，生怕伤了元气，李渔很不以为然，认为这太可笑了，以此类推，难道雨露也会损害草木吗？不过，李渔也承认，假如沐浴时不注意水温，可能会有损健康。所以在沐浴之前，要注意控制好水温，由腹部到前胸再到后背慢慢适应。一般来说，用温水最好，但一些身体强健的人在冬天也可以洗冷水浴，这有助于提高御寒能力，增强体质。现在很流行的桑拿浴，由于池水温度过高，极不利于精子生长，男士们可不能出入过于频繁。

李渔说，夏天一身臭汗，淋漓尽致地冲洗一番，真是清凉消暑，而冬天太冷，沐浴不宜过频，也有提防着凉感冒的意思。沐浴次数并非越多越好，不仅存在季节原因，而且因为沐浴过多，会破坏皮肤表面正常分泌油脂及保护性微生物，容易引起皮肤瘙痒、干燥。

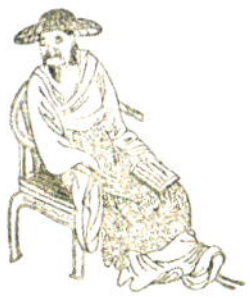

养生小锦囊

在过饥或过饱的状态下，还有饭前饭后一小时内都不宜沐浴。人在饥饿时血糖偏低，沐浴容易导致头昏，做蒸气浴时可能还会造成心脏、脑部供血不足，以致晕厥。而过饱时沐浴，则会影响肠胃的消化吸收。

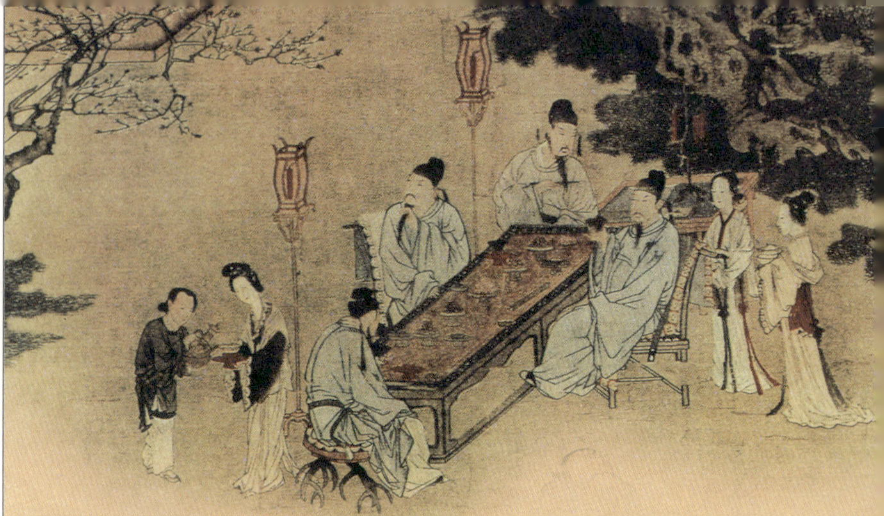

饥饱之度，不得过于七分

中国人向来把吃饭当作头等大事，不管认不认识，常一见面便亲切地问候："吃了没？"在餐桌上，也往往很周到地劝客人要"多吃点"，唯恐客人没吃好，失了待客的礼数。但就养生来说，李渔认为，"饥饱之度，不得过于七分是已"，也就是我们常说的吃饭要吃七分饱。

古代养生家们都强调饮食要有节制，不能过饱或过饥。孔子说："君子食勿求饱"、"不多食"。《吕氏春秋》也记载："食能以时，身必无灾，凡食之道，无饥无饱，是之谓五脏之葆。"《千金要方》也说："不欲极饥而食，食不可过饱；不欲极渴而饮，饮不可过多。饱食过多，则结积聚，渴饮过多，则成痰澼。"

"民以食为天"，吃饭是人生活的基本需求，人从食物中获取营养和能量，以维持人体生命的正常活动。一方面不能太饿，如果消耗大于补充，机体自然逐渐衰弱，健康也受到影响；另一方面也不能太饱，古时候穷苦人家常吃不饱、穿不暖，所以特别强调吃饭要吃饱，吃得多，身体就好、力气就大。如《水浒》里的梁山泊好汉，个个健硕如牛，动不动就“切二三斤牛肉，打两角酒来”。但实际上，吃得过饱并不利于健康。民间有句话：“若要身体安，三分饥和寒。”李渔建议，人感觉有七分饿的时候进食最好，相应地只能吃七分饱。这就像灌溉禾苗的水一样，需要多少就灌溉多少，水太多反而会淹死庄稼。

《黄帝内经·素问》记载：“饮食自倍，肠胃乃伤。”从医学上来说，在短时间内突然吃得过多、过饱，会大量增加肠胃负担，不利于消化吸收，并逼迫胃大量分泌胃液，破坏胃黏膜，久而久之就会出现胃炎或胃溃疡。又由于摄入热量过多，发生糖尿病、脂肪肝、肥胖症等几率非常高。同时，过量进食，肠胃所需血液增多，相应地，大脑血流量将被迫减少，长期下去将抑制大脑智能区域的功能，造成记忆力下降、思维迟钝。美国的一位教授做了一个有趣的动物实验：将小白鼠分为甲乙两组，在保证必要的食物的同时，对甲组小白鼠的饮食有所限制，对乙组小白鼠则不加限制，结果甲组比乙组小白鼠活得更长，这就是著名的“麦卡效应”。现实中也不乏这样的例子。俄国大文学家托尔斯泰活了82岁，坚持每餐吃七八成饱。相反，嗜好美食的埃及末代国王福阿德·法鲁克流亡他国，化悲痛为食量，整天狂吃，据说在吃了12只大龙虾、10颗牡蛎、8条鱼、5碗炒米饭和大量的奶酪、果酱、大饼和水果后，一命呜呼，活活给撑死了。

现代人工作繁忙，常常顾不上准点吃饭，饿得受不了后就拼命吃喝，以犒劳和弥补自己；也有些人吃得太撑，下一顿干脆就不吃了。这两种做法，都是李渔极力反对的。饿过头宁可少吃也不要多吃，吃得过饱也要按时吃下一餐。这就是“太饥勿饱”和“太饱勿饥”的原则。李渔告诫，善于养生的人，绝对不拿自己的身体开玩笑，要定量进食，饥饱适宜，才是真正的养生之道。

退一步，海阔天空

在李渔看来，养生最重要的一件事就是心态要乐观。在《闲情偶寄》的“颐养部”里，李渔将“行乐”列为第一。他对身份地位不同的人，如贵人、富人、贫贱之人应当如何摆正位置和心态，及时行乐，做了一番淋漓尽致的解析。而其中很重要的一个方法就是“退一步法”，人无论贵贱，对待人生都要懂得“退一步法”。

所谓“退一步法”，李渔是这样解释的：“以不如己者视己，则日见可乐；以胜于己者视己，则时觉可忧。”意思是，拿处境不如自己的人来比，就会每天都感到很快乐；如果拿处境比自己好的人来比，每时每刻都会忧心忡忡。概括起来，“退一步法”的精神实质，其实就是知足常乐。

关于“退一步法”，李渔还讲了一个故事。有一年夏日，一个

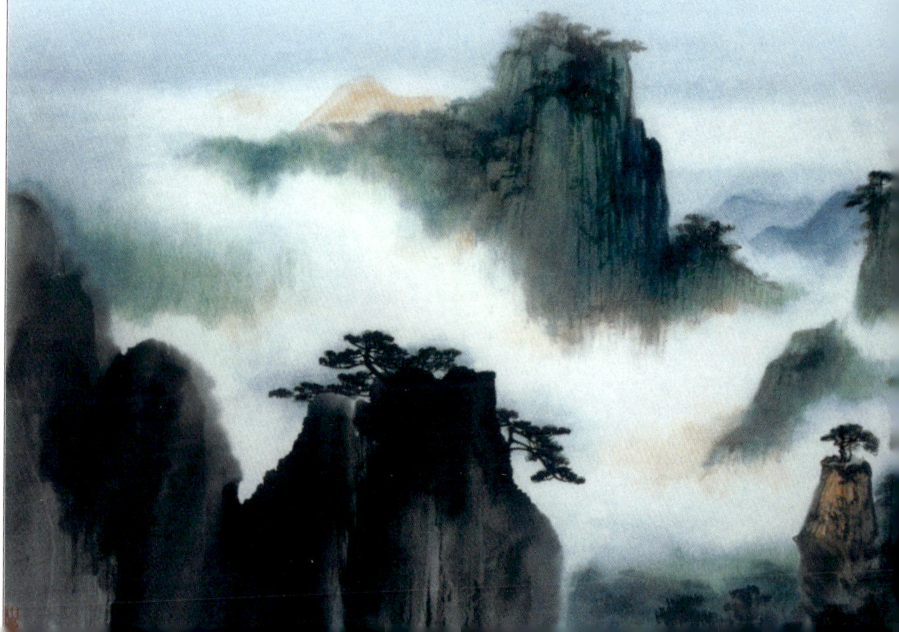

富人在邮亭过夜，蚊帐里蚊子很多，怎么也驱赶不完，想到在家里睡竹席凉爽，还有娇妻美妾在一旁扇风的惬意情形，他更加心烦、难以入睡；而这时有个亭长露宿在台阶下，被蚊叮虫咬，睡不着，在院子里来回跑动，但他却似乎很高兴的样子。富人问他为什么这么高兴，亭长说，他当年被仇人陷害坐牢，手脚被绑，那时的蚊子比现在更多，而他却无法动弹，只能任蚊子叮咬。相比之下，现在能走能动，实在是太幸福了！所以李渔说，要牢牢记住自己苦难之时，这样才能满意现在的生活啊。

李渔的“退一步”行乐法的源头，可以追溯到他的老本家李耳（老子）那里，老子提出“进道若退”，说的是“以退为进”的道理，意思是凡事必先有退一步才可有进一步。明代的《菜根谭》也有“知退一步，加让三分”的说法，因为世事无常，人生之路崎岖不平，在走不通的时候，就要明白退让一步的道理；在走得过去的地方，也一定要给予人家三分方便。懂得退才能得到进。虽然这里讲的是处理困境的办法，但其实与“退一步”行乐法也有所相通，说的都是要懂得退让和知足的道理，所谓“退一步，海阔天空”。

从心理学的角度看，“退一步”行乐法是一种自我调节和情绪疏导。保持淡泊名利、知足常乐的心态，承认差距，降低目标，使自己从矛盾和苦恼中解脱出来。这是一种积极的人生态度。可见，“退一步”行乐法并不是逃避现实，而是立足实际，不虚妄、不强求，以快乐人生的准则，及时行乐，享受人生。这与那被压迫得不得不低头，只好画个圆来安慰自己的阿Q有本质上的区别。李渔正是坚持了“退一步法”，一生自在逍遥，这对于生活在现代社会里挣扎求全的人们来说，也许不无启迪。

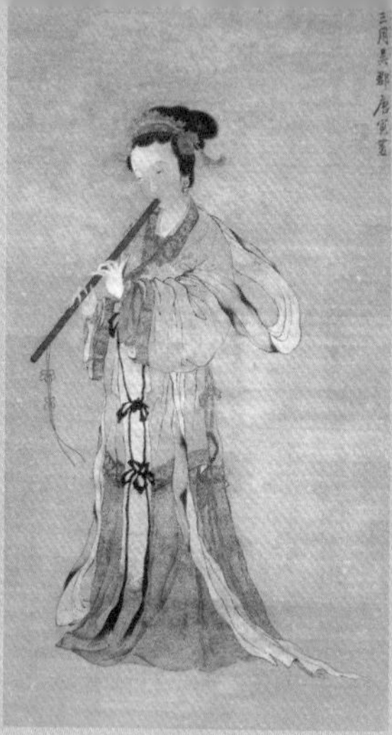

音乐可治病

李渔除了喜欢舞文弄墨外，还喜欢音乐。他在《闲情偶寄》的“颐养部”里说：“近日又增一种癖好、癖恶：癖好音乐，每听必至忘归；而又癖恶座客多言，与竹肉之音相乱。”竹肉之音指的是动听的音乐，李渔听音乐常听得流连忘返，以至好客的他开始憎恶客人太多话，打扰他欣赏音乐。李渔把音乐放在“颐养部”，除了想说音乐能颐养性情外，还包含着音乐能养生的意思。

古人认为音乐可医治疾病。相传早在汉代，就有人用管乐来治病。唐代白居易曾写过一首《好听琴》：“一声来耳里，万事隔心中。清畅堪消疾，恬和好养蒙。”这首诗生动地概括了音乐的养生、疗疾作用。北宋著名文学家欧阳修写了一篇《送楊寘序》，序文中主要讲的是弹琴可以养生的道理。他说：“予尝有幽忧之疾，退而闲居，不能治也。既而学琴于友人孙道滋，受宫声数引，久而乐之，不知疾之在其体也。”这“幽忧之疾”就相当于我们今天说的抑郁症，正是学琴才让欧阳修治好了抑郁症，所以他建议怀才不遇又体弱多病的朋友杨寘也学琴，以扫郁郁之气。在金庸先生的小说《笑傲江湖》里，令狐冲来到了洛阳，身受八道真气煎熬的他，不仅被师傅怀疑武功的来历，还遇上了师妹移情别恋的打击，内外交困，反而是魔教圣姑任盈盈的一曲《清心普善咒》，减轻了他的一些病症，消除了他的几分烦忧。

音乐除了可以治疗疾病外，还能调节人的情绪，改善精神状态。心烦气躁之时，听一曲舒缓的音乐，心情自然便会平静下来。《列子》记载了周朝时韩国女子韩娥在齐国卖唱，当她用哀怨的歌声哭诉不幸时，老幼妇孺听后都悲伤不已，三天吃不下饭；当她唱起一首欢快的曲子时，大家又马上欢喜起来，手舞足蹈。这就是所谓的“余音绕梁，三日不绝”的典故，可见音乐对人情绪影响之大。

传统观念认为音乐分为“宫、商、角、徵、羽”五音，中医指出这五音其实正好与人的五脏相对应，“脾在音为宫，肺在音为商，肝在音为角，心在音为徵，肾在音为羽”，也就是说，音乐对人体器官的功能具有共鸣和调节的作用。关于音乐与养生的关系还另有一说，人体中有四个末梢分别处在毛发（血的末梢）、牙齿（骨的末梢）、指甲（经络的末梢）和舌头（肉的末梢）上，弹琴使用的是指甲和指尖，指尖是十二经络中一些主要经络的终点末梢，弹琴中经常不断地按摩和运动这些末梢，可以疏通血脉，使人体分泌循环顺畅，因此有益于健康。

现代科学研究则表明，音乐通过音调、节奏、音频、旋律、音质等刺激，会对人体产生镇静、镇痛、调节情绪等不同功能，影响人的心率、血压、血流状况、胃肠蠕动等，从而作用于人体机能和健康。就养生而言，要保持愉快的心情，最好选择一些轻快或舒缓的音乐。

优美悦耳的音乐还能给人以美的享受。家境贫寒的司马相如以一曲《凤求凰》打动并追到了富家女卓文君，可见音乐具有多么大的魅力。当然，音乐也包括唱歌，唱歌既能调适呼吸，提高肺活量，锻炼心肺功能，畅通全身血脉，又能宣泄情感，因此当心中郁结不快时，不妨唱唱卡拉OK，这样就会舒服畅快些，这就是中医所说的：“脾之志忧，中气郁结，长歌以泄郁。”

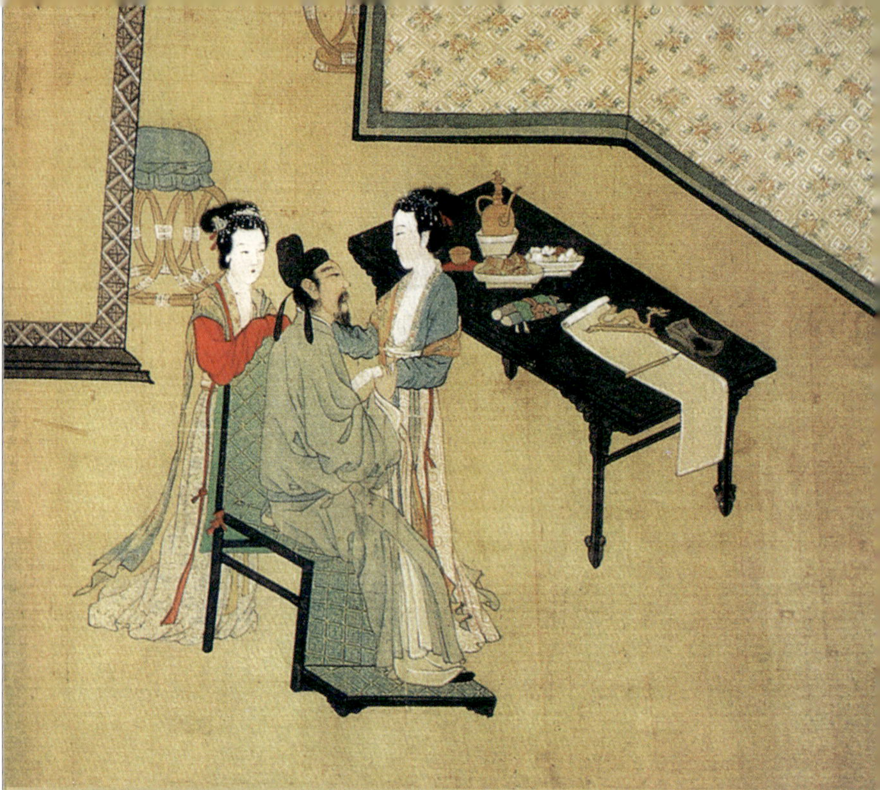

做一个节欲者

古语有云："食色性也。"又说"饮食男女，人之大欲存焉"，意思是男女两性生活就与日常饮食一样，是出于人类本性的事情。李渔也说："行乐之地，首推房中。"但同时李渔也指出，行房不能过度，要注意节色欲。

中医理论讲究阴阳调和，所以中医普遍承认男女性爱对健康的意义。《史记》记载了仓公的一个故事。济北王侍者韩女腰病背痛，不时发寒发热，月经也很混乱，仓公诊断后说："此病得之欲男子而不可得也。"意即韩女的病是因为性生活得不到满足而引起的。东晋医学家葛洪亦曾说："人复不可杜绝阴阳，阴阳不交，则坐壅阏之病，故幽闭怨旷，多病而不寿。"意思是说，健康的成年男女如果禁绝性生活，非但于身体无益，反而会导致种种疾病。唐代名医孙思邈也说"男不可无女，女不可无男，无女则意动，意动则神劳，神劳则损寿"。有不少的疾病是因为缺少性生活而引起的。袁枚在所著《小仓山房文集》里，曾为当时的名医徐灵胎立传，该传谈到商人汪令闻因长期不过性生活而得病，延请徐灵胎先生诊之。徐氏诊断后并不开处方，只劝说汪令闻回家与妻子同寝而可愈。可见，房事生活不但有利于夫妻感情，还能调和阴阳，促进双方的身心健康。因此，古人一再指出，性生活是成年人保持身心健康的正常需要。

但同时古人也认为，房事生活应适度，必须有所节制。李渔所强调的节色欲，和中医学里的观念一脉相承。中医认为肾为生命之本，禀受先天父母的元气即藏于肾。肾气足则五脏六腑功能协调，容面光泽红润，精力充沛，抵抗力强，不易生病；肾气虚则反之。纵欲则是伤害肾的大事，因此不宜。孙思邈认为，放纵情欲会导致早衰和短命，年轻人"极须慎之"。他曾记载，在唐代贞观年间，有位七十多岁的村民春情大发，阳事暴兴，甚至白天也想与老妻同寝，每次"春事皆成"。老人便向孙氏求教，孙氏答曰，这就像灯火将灭之时，突然大亮一下，亮后很快就会熄灭，并劝诫那位老人赶快禁绝房事。老人听不进去，仍然恣意行房，结果仅仅四十多天就一命呜呼了。宋朝名臣包宏齐，年高八十八岁，耳目聪明，精神饱满，健步如飞。当时宰相贾似道非常仰慕包宏齐如此强健，于是向他请教养生之术，包宏齐说："我有一服养生药丸，乃是不传之秘方。"贾似道再三要求其公开秘方以益众生，包宏齐见贾似道真诚恳切，才微笑回答说："幸亏是我吃了五十多年的养生独睡药丸。"满座百官闻之捧腹大笑不已，贾似道却满面通红，因为他一直以荒淫无度闻名。元代李鹏飞也专门写下一篇《欲不可纵》，详尽地描述了极情纵欲的危害性，认为房事过多过滥，就会使真元耗散，髓脑枯竭，肾虚阳痿，耳聋目盲，肌肉消瘦，齿发摇落。其危害之大，不可轻忽。

又如《金瓶梅》里第七十九回，写西门庆的死。他死前有诗曰："醉饱行房恋女娥，精神血脉暗消磨。遗精溺血流白浊，灯尽油干肾水枯。当时只恨欢娱少，今日翻来疾病多，玉山自倒非人力，总是卢医怎奈何。"西门庆得病，请吴神仙来看。看后，吴神仙说："官人乃是酒色过度，肾水竭虚，是太极邪火聚于欲海，病在膏肓，难以治疗。"西门庆纵欲无度，在他得病的数日间，与贲四娘子、林太太、潘金莲、来爵媳妇、王六儿等连续行房，并且日夜酒席不断，还在妓院寻欢作乐，极尽声色之劳。其中林太太、王六儿又非等闲之辈，使得西门庆精神体力耗费过度。在发病当日，西门庆酒席后就去王六儿处，从中午一直嬉戏到三更，还服用"胡僧药"，尽在酒色中放纵。深夜酩酊大醉而归，潘金莲又灌他以过量的"胡僧药"，百般捉弄，终于使得西门庆一命呜呼。

现代医学研究表明，从生理功能讲，男性精液的产生是一个复杂的生理过程。纵欲无度会增加睾丸负担，并抑制脑垂体前叶的分泌，导致睾丸提前退缩。性交频繁，往往导致精液量减少和精子密度降低，精子活动能力和生存率下降，精子冲破重重关卡与卵子相会的能力就大为减弱，优孕的机会当然相应减少。房事无节，过频射精，还会损失大量的前列腺素和微量元素锌，对心血管系统、呼吸系统、神经系统及胃肠道正常机能有着广泛的影响。因此，李渔一而再地提出节色欲，也并不是完全没有科学根据的。

李渔的却病三法

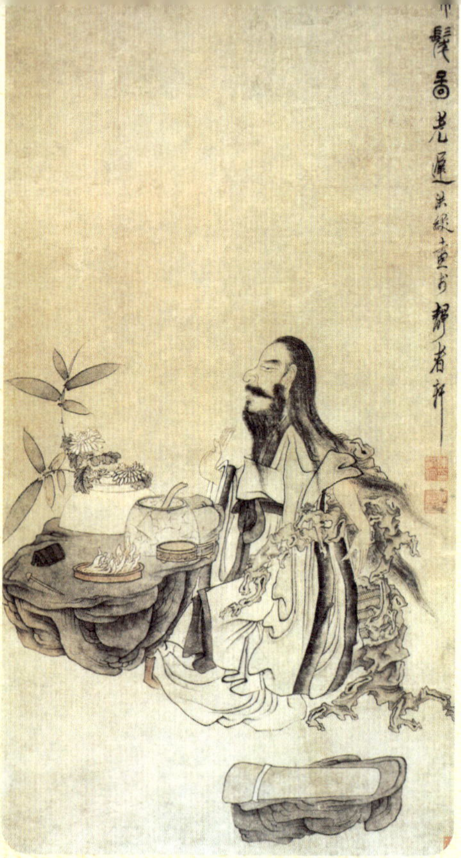

说李渔的《闲情偶寄》是一部有关生活的百科全书，一点也没有错。这部名著中有一卷专讲“养生”，其中的第五章为《却病》。李渔在《却病》里提出他的“却病三法”——“病未至而防之，病将至而止之，病已至而退之”。这就是他关于养生的基本理论，不但吻合了中医理论，还和现代医学原理有着一致之处。

李渔说：“病之起也有因，病之伏也有在。绝其因而破其在，只在一字之和。”他认为，疾病之所以产生，就是因为人体内部产生了种种的“不和”，因此“心和则百体皆和”，善于调和身心，就能远离疾病。

“病未至而防之”，意思是说在疾病没有到来之前要预防它。李渔认为，疾病虽然没有发作，但是已经有了生病的可能和生病的征兆，必须先用药，防患于未然。这也是中医常强调的养生要点。

“病将至而止之”，意思是说在疾病即将到来的时候阻止它。疾病即将出现但还没有出现，就要认真对待，千万不能掉以轻心。李渔说，“寝食戒严，务作深沟高垒之计，刀圭毕备，时为出奇制胜之谋，以全副精神，料理谋未遂之贼，使不得揭竿而起者”，意思说的是，在将病未病的时候，睡觉吃饭要格外小心，还要备好药物，严阵以待，就像打仗一样，要及时筹划好出奇制胜的谋略，用全部的精神来对付疾病。

“病已至而退之”则是说在疾病到来后，要有打退之的决心和意志。李渔说：“敌已至矣，恐怖何益？剪灭此而后朝食，谁不欲为？无如不可猝得。”疾病到来的时候如果方寸大乱，那么就相当于自乱阵脚。像打仗一样，敌人已经来了，光是害怕有什么用呢？这时一定要积极主动。虽然医生的帮助很重要，但自己的意志更重要，“所谓主持之力，不在卢医扁鹊而全在病人者”，因为和疾病作最直接斗争的，是病人自己而不是医生。

“却病三法”是李渔养生理论的重要组成部分，也是十分值得现代人借鉴的养生思想。

第四章 随园才子话养生

袁枚（1716—1798年），字子才，号简斋。他生于浙江杭州，乾隆四年（1739年）进士，授翰林院庶吉士。乾隆七年（1742年）他改放外任，在溧水、江浦、沭阳、江宁等地任知县。在任上，他关注民间疾苦，修桥筑路，兴建水利，为百姓做了许多事情，赢得了贤明的政声。但40岁以后，他厌恶了官

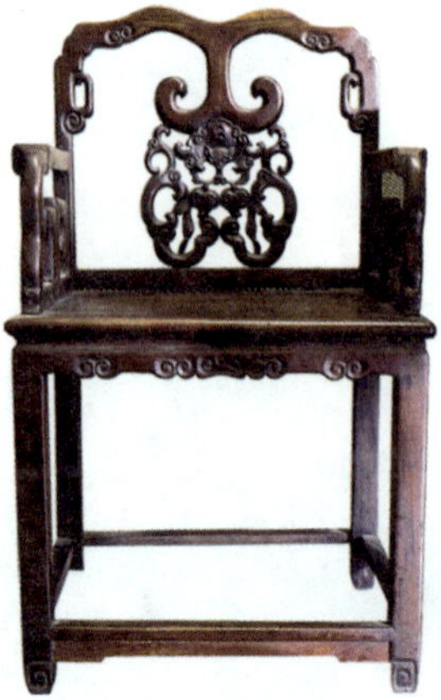

场上的尔虞我诈，无意继续仕途。乾隆十三年（1748年），他辞去官职，定居南京。他筑室于小仓山隋氏废园，并改名随园，世称之为随园先生。从此专事诗文著述，广交四方文士。晚年他自号仓山居士，安于闲情逸致的生活。

袁枚是清代著名的才子，是清代乾隆、嘉庆时期的代表诗人。他活跃诗坛六十余年，存诗四千余首，还著有《小仓山房文集》等作品。他享年82岁，也是古代文人中的寿星。他喜爱登山远游，也主张劳逸结合、动静皆宜。他处世积极，说自己“八十不知老”，晚年更讲究闲情逸致，洒脱乐观的性格贯穿了他的整个人生。可以说，他的养生观也秉承了传统医学的精髓。

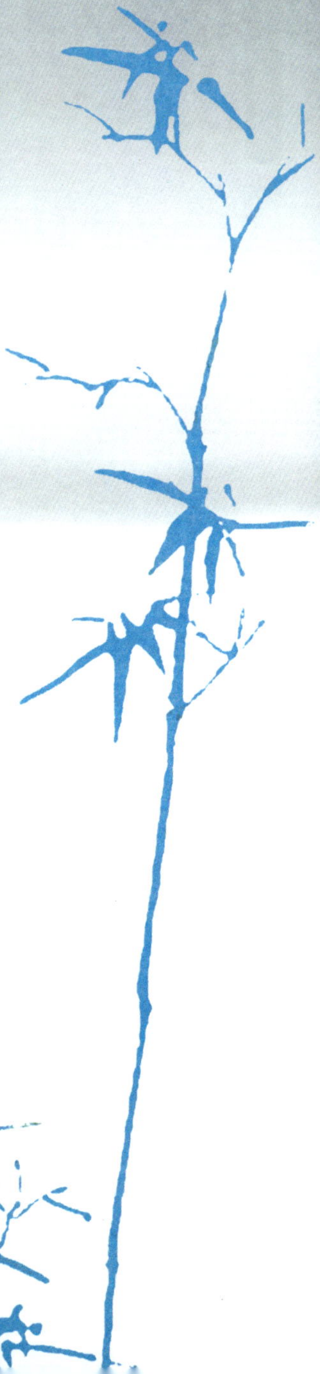

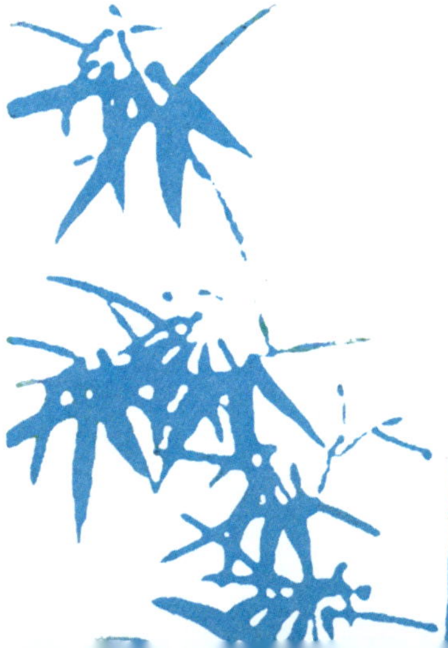

猪肺汤的妙用

袁枚在他的著作《随园食单》里为猪列了一张“特牲单”，因为他认为猪的用途最广，甚至可以称为“广大教主”。他特别推荐了两道用猪肺做原料的菜：一是“用酒水滚一日一夜。肺缩小如一片白芙蓉，浮于汤面，再加作料，上口如泥”；另一则是“将肺拆碎，火鸡汤煨烂亦佳。得野鸡汤更妙，以清配清故也，用好火腿煨亦可”。相比之下，人们更喜欢第二种做法。

与外国人相比，国人更爱吃猪的内脏，俗称“猪下水”，猪肺就是其中之一。以猪肺为材料的名菜，数不胜数，如《东京梦华录》记载：“都下（杭州）市肆，名家驰誉者，如钱塘门外宋五嫂鱼羹、涌金门灌肺”、“每日交五更，诸门桥市井已开，有灌肺及炒肺”。可见在宋代，猪肺是很受欢迎的食物。我国各大菜系中，以猪肺为食材的名菜也有很多，如“奶汤银肺”是鲁菜中的名菜，“菠饺银肺”则是川菜中的名菜。著名的北京小吃卤煮火烧，就是将猪肺、猪肠和干豆腐等放在一起卤制、火烧而成。

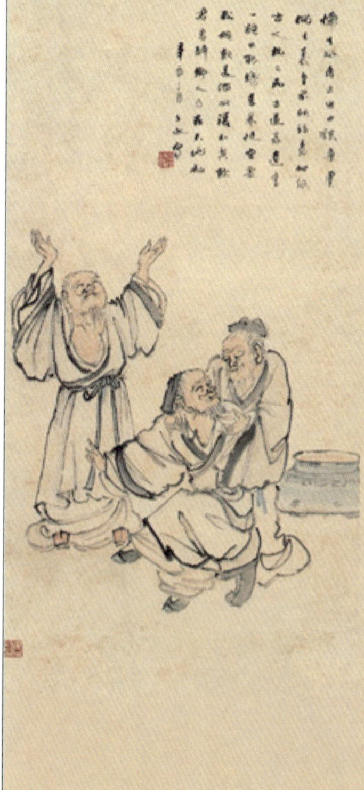

猪肺利用得当的话，也是难得的养生佳品。中医理论认为，猪肺性平、味甘、补肺，《本草纲目》说它能“疗肺虚咳嗽、嗽血”，《随息居饮食谱》

也说它“甘平，补肺，止虚嗽，治肺痿、咳血、上消诸症”。广东人讲究煲汤进补，常用猪肺配罗汉果、菜干、南北杏或无花果等煲汤，就是利用猪肺清热润肺的作用，达到润肺、止咳、化痰的功效。中医还认为肺与秋令相应，所以猪肺应该在秋季多食。

说到猪肺补肺，就不能不提到中医“以脏补脏”的理论。当人体内脏、组织器官发生病变时，可以用相应的动物脏器来治疗，这就是中医常说的“以脏补脏”。李时珍就曾说过：“以胃治胃，以心归心，以血导血，以骨入骨，以髓补髓，以皮治皮。”现代医学研究表明，人和动物相同的脏器对微量元素的亲合力是大体相同的，当人体内的组织器官失衡或某些微量元素缺乏时，利用动物的相应脏器来补充相对不足的元素，可以维持人体内元素间的平衡，从而治疗或缓解疾病。“以形补形”、“以脏补脏”有一定的科学依据。在身体不佳时，不妨选用相应的脏器进行食补，但“以脏补脏”并不是万能的原则，应根据身体的实际情况，以医生作出的建议为准。

由于肺部是血液交换的中心部位，猪体内的毒素和废物存留此处较多，袁枚在推荐“猪肺二法”前，着重强调了要先清洗干净，“洗肺最难，以冽尽肺管血水，剔去包衣为第一着。敲之仆之，挂之倒之，抽管割膜，工夫最细”。意思是要灌水用力反复搓洗，划破肺身，努力清除其中的污物，经过这道费事的工序后，猪肺才能入食。注重食材的新鲜和卫生，也是袁枚的养生诀窍之一。

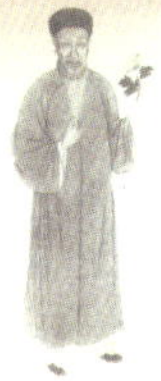

养生小锦囊

猪肺不宜与白花菜、饴糖同食。

别有一番滋补的羊肉

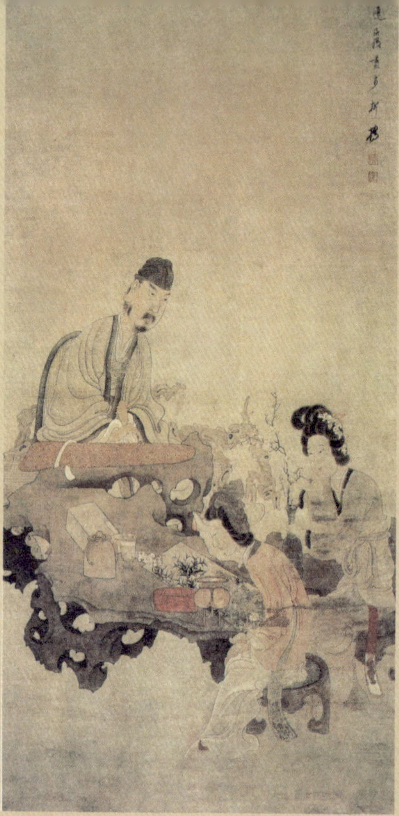

清代交通远没有今天发达，南北之间的物流也不便利，所以北方常见的牛、羊、鹿等动物，在江浙一带却比较稀罕。这些罕见的动物到了袁枚的嘴里，就别有一番滋味。袁枚的《随园食单》里有一篇《杂牲单》，是介绍如何烹饪羊的菜单，他在里面介绍了羊头、羊蹄、羊羹、羊肚羹、红煨羊肉等的做法，很是推崇羊的养生功效。

吃羊肉最初源于塞外游牧民族的习俗，由于羊肉肉质细嫩，蛋白质含量多，营养价值高，对于整日在野外奔波、能量消耗极大的游牧民族来说，多吃羊肉是很好的选择，不但能适时补充营养，还能提高抵抗疾病的能力。随着元朝的建立，人们把游牧民族爱吃羊肉的习俗也带到了中原。根据元代饮膳太医忽思慧编撰的《饮膳正要》的记载，原来元代九十四种宫廷菜式里，有七十多种以羊肉为原料进行烹制的。

在中医看来，羊肉性味甘温，入脾肾经，有益气补虚的功效，适合于冬天进补。《别录》说羊肉“主虚劳寒冷，补中益气”；《本草纲目》说羊肉能“暖中补虚、补中益气、开胃健力，治虚劳恶冷、五劳七伤”。所以在寒冷的冬天，人们常常食用羊肉，以促进血液循环，御寒暖胃；另一方面，也利用羊肉的补中益气功效，好好补补身体，打下个好底子。

羊肉的“补”尤其适合男士，因为它具有补肾的作用，一向被当作壮阳的佳品。《食医心镜》记载了一张“益肾气、强阳道”的方子：“白羊肉半斤，去脂膜，切作生，以蒜薤煮食之，三日一度甚妙。”现代营养学也证实，羊肉含有微量性激素，的确有壮阳作用。民间常用羊肉与苁蓉、萝卜等煮汤煲粥，这对缓解肾虚阳痿、尿频尿痛等有很好的效果。

古代还有医生直接将羊肉入药，用于治疗虚痨瘦弱、腰膝酸痛等病症。据《开河记》记载，隋代主持开凿大运河的麻叔谋生了大病，全身关节疼痛，头晕作呕，名医巢元方以“羊肉蒸熟掺药之则愈”，就是把羊肉蒸熟了掺在药里，让他吃下去就好了，可见其效之奇。

羊肉的做法很多，但从营养学的角度看，相比起烤、爆炒、红烧等，羊肉更加适合清炖、闷煮、煨汤，这样才能保持羊肉的原味，保证营养不丢失。在隆冬季节，用本汤或鸡汤煨羊肉，羊肉炖烂，汤汁鲜美，美味之余，还具有滋补养生的功效。涮羊肉也是深受人们欢迎的吃法，相传已有数百年历史，明代《宋氏养生部》和《清稗类钞》均有记载，原来这是宫廷的菜肴，在清末民初战乱的时候，从宫廷里流传了出来，并逐渐风行全国。

滋味甲鱼汤

袁枚嗜吃甲鱼，在他的《随园食单》里，收有生炒、酱炒、带骨、青盐、汤煨、全壳等各式甲鱼肴馔六款，其中有一道“汤煨甲鱼”，《随园食单》记曰：“将甲鱼白煮，去骨拆碎，用鸡汤、秋油、酒煨汤二碗，收至一碗，起锅，用葱、椒、姜末糁之。吴竹屿制之最佳。微用纤，才得汤腻。”工序之复杂，用料之精细，可见作者袁枚对甲鱼的喜爱之情。

甲鱼，又名鳖、团鱼、水鱼、脚鱼。它的肉具有鸡、鹿、牛、羊、猪等五种肉的美味，故有“美食五味肉”的美誉。早在西周，帝王们便已垂爱甲鱼，并专设“鳖人”一职，使之专门捕捉甲鱼以供饮食。自此，甲鱼成为宫廷膳上的主角，以后历代都把它当成筵席上的上乘名菜。甲鱼之所以受古人的欢迎，很大程度上是因为它具有良好的养生功能。民间一向认为，甲鱼是大补之品。中医认为，甲鱼肉味甘性平，能滋阴、补虚、调中，李时珍在《本草纲目》中也写道：“龟能通任脉，故取其甲以补心、补肾、补血，皆以养阴也。”《别录》认为鳖肉“主伤中益气，补不足”。此外《食疗本草》等著作都对龟头、龟甲、鳖血、鳖头的性味和主治功能作了论述。当然，龟与甲鱼仍有区别，但食用这一类动物，的确有滋阴补肾、清热消淤、健脾健胃等多种功效，可治虚劳盗汗、阴虚阳亢、腰酸腿疼、久病泄泻、小儿惊痫、妇女闭经、难产等症。所以，人们通常在病后或术后食用甲鱼来补益气血。

据现代科学研究，甲鱼肉富含多种维生素、胶原蛋白和多种氨基酸、不饱和脂肪酸、微量元素，能提高人体免疫功能，促进新陈代谢，增强人体的抗病能力。甲鱼虽然有着这么多的好处，但也不宜乱补，并不是所有病后体虚之人都适合吃甲鱼，因为甲鱼肉有养阴作用，容易生湿生痰，有水肿、胸水、腹水的人不宜多吃。

甲鱼以鳖裙部分烹制的菜肴为上。所谓鳖裙，指的是甲鱼四周的柔软部分，这也是甲鱼滋味最好、营养最丰富的部位，其胶质浓糯，不肥不腻，细嫩鲜香，入口令人回味无穷。五代的著名和尚谦光精于饮食，酒肉不忌，他曾说：“但愿鹅生四掌，鳖留两裙。”意思是巴不得鳖有两块裙。时至今日，烧鳖裙仍是著名的菜式。

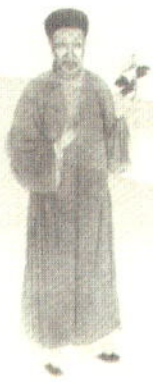

养生小锦囊

每年五六月产卵时节，甲鱼长得最为肥实丰满，是食用的大好时机。甲鱼肉最好单独烹制，或蒸或炖，应取鲜活者，且一次不必多食，以少量间断应用为宜。

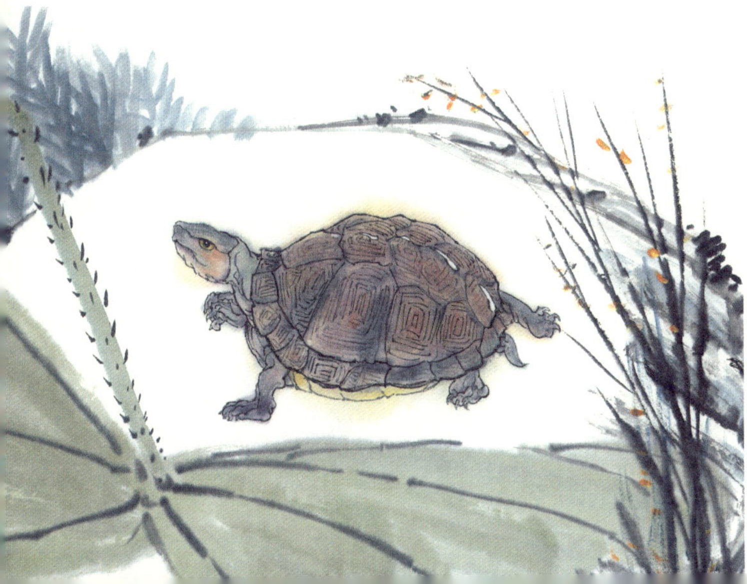

豆腐多奇效

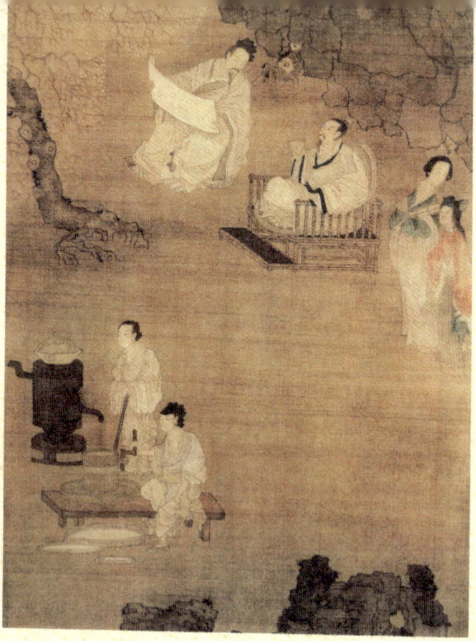

袁枚爱吃豆腐，不过不要误会，这里“吃豆腐”没有别的意思。整部《随园食单》，他说得最多的便是豆腐，有“蒋侍郎豆腐”、“杨中丞豆腐”、“张恺豆腐”、“庆元豆腐”、“芙蓉豆腐”、“王太守八宝豆腐”、“程立万豆腐”、“冻豆腐”、“虾油豆腐”等等。

豆腐可以说是我国的国粹，李时珍在《本草纲目》里说做豆腐之法，始于汉淮南王刘安。据说刘安承袭父亲的王位，被封为淮南王后，更加喜欢道家的养生术。为了求长生不老之药，他不惜花下重本钱，招来各地的方士数千人，聚集在楚山上谈仙论道，著书炼丹。在炼丹过程里，他以黄豆汁培育丹苗，豆汁偶与石膏相遇，形成了鲜嫩绵滑的豆腐。无心插柳柳成阴，刘安炼丹未成却发明了豆腐，从此，豆腐便成了国人喜爱的食品之一。唐朝的鉴真和尚东渡日本，把豆腐技术也传到了日本。宋朝时，豆腐又传入了朝鲜，非常受欢迎。19世纪初，豆腐又通过各种途径，传入了欧洲、非洲和北美，逐步成为了世界性食品。

豆腐一直是人们十分喜欢的食材。元代郑允端《豆腐》诗中写道：“种豆南山下，霜风老荚鲜。磨砻流玉乳，蒸煮结清泉。色比土酥净，香逾石髓坚。味之有余美，五食勿与传。”郑允端极赞豆腐的色、香、味、美，并誉其为“五鼎食”。现代作家周作人也曾说：“中国人民爱吃的小菜，一半是白菜萝卜，一半是豆腐制品。”“豆腐、油豆腐、豆腐干、豆腐皮、豆腐渣，此外还有豆腐浆和豆面包，做起菜来各具风味，并不单调。”各个地方根据各自的水土和味道喜好，又有麻婆豆腐、砂锅豆腐、荷包豆腐、东坡豆腐、毛豆腐、臭豆腐等等。今天从科学的角度来看，豆腐也是一种良好的养生食品。豆腐富含人体需要的蛋白。一两大豆的蛋白等于三两瘦肉，等于三个鸡蛋，每天只需要吃半斤豆腐，蛋白质就足够了。而且如果黄豆直接制成食品，人体对蛋白质的消化吸收率只有65%，而制成豆腐以后，消化吸收率就可以提高到90%以上。另外，豆腐还含有较高的钙质，丝毫不亚于牛奶，而含铁量却是牛奶的十倍以上，胆固醇含量几乎为零。因此，常吃豆腐可以促进营养吸收，促进机体代谢，并可增加免疫力。

豆腐还是一道减肥食品。豆腐内含大量的植物性蛋白质，吃进肚里易饱经饿，容易有饱腹感，可以有效地从身体机能上控制住食量。豆腐含有的丰富的植物性微量元素，有助于人体排出多余水分，提高消化功能，对腹部的脂肪尤其有效。如果用豆腐和牛奶搭配起来，那更是绝妙瘦身组合。

此外，豆腐还有防癌的功效。豆腐里有五种抗癌物质，其中的饴黄酮可预防、治疗乳腺癌、直肠癌、结肠癌等。流行病学研究表明，由于亚洲人的膳食中含有更多豆类制品，心血管疾病、乳腺癌、前列腺癌的发病率比美国和西欧人要低许多。

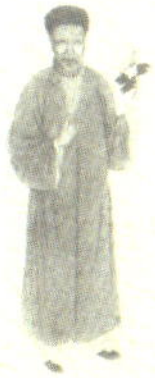

养生小锦囊

豆腐不宜与菠菜同食。

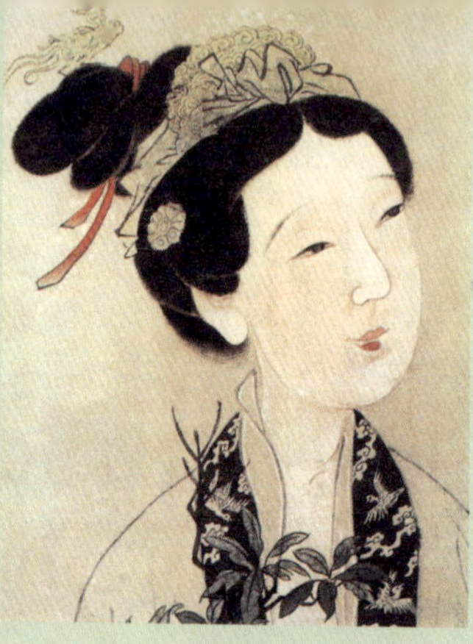

半斤菠菜抵一顿红烧肉

袁枚在《随园食单》里这么写菠菜："菠菜肥嫩，加酱水、豆腐煮之。杭人名'金镶白玉板'是也。如此种菜虽瘦而肥，可不必再加笋尖、香蕈。"这段记载提到的"金镶白玉板"，原来还有一个故事。相传当年乾隆皇帝下江南私访，路上饥渴难耐，向路边农妇求食。农妇家中十分贫寒，只有两块豆腐，于是她跑到地里摘了一把菠菜，与豆腐同烧，总算做了个菜给客人吃。哪知乾隆皇帝吃了后，觉得神清气爽、鲜美味甘，于是他忍不住问这道菜叫什么名堂。农妇见这豆腐煎后外面金黄色、里面白玉色，菠菜叶绿根红，像鹦鹉的嘴巴，于是顺口告诉他这叫"金镶白玉板，红嘴绿鹦哥"。这"红嘴绿鹦哥"的名字起得十分形象，是否真的是农妇的创作，就不得而知了。

虽然乾隆帝对这道菜的味道赞不绝口，但在现代社会，关于菠菜与豆腐同煮，其实存在着争议。反对者认为，豆腐里含有氯化镁、硫酸钙等物质，和菠菜中的草酸遇到一起，会生成草酸镁和草酸钙两种白色的沉淀物，不能被人体吸收，而且常吃容易患结石症；而赞成者则认为，菠菜的确含有草酸，但是只有在摄取量过多，体内的草酸和钙、镁的浓度都很高时，才有机会结合，而且在烹煮的过程中，草酸也会遭到破坏，所以吃进体内的量更有限，根本于人体无碍。

先不论菠菜是否适合与豆腐同煮，但菠菜本身丰富的营养价值却是不争的事实。菠菜，又叫波斯菜、赤根菜，是唐朝时尼泊尔国进献的来自波斯的进口产品。当时中国称菠菜产地波斯为西域菠薐国，这就是它被叫做“菠菜”的原因。中医认为菠菜性甘凉，能养血、止血、敛阴、润燥，既可有助消化，又能润肠道，清毒素。《本草纲目》认为菠菜能“通血脉，开胸膈，下气调中，止渴润燥”。

现代科学研究则表明，菠菜含有大量的胡萝卜素和铁元素，也是维生素、叶酸、铁和钾的极佳来源，美国《时代》杂志曾将菠菜列为现代人十大最佳营养食品的第二位。此外，菠菜的叶酸是一种营养素，叶酸能保证人的精神健康。缺乏叶酸，会使脑中的血清素减少，而导致精神性疾病。如果五个月无法正常摄入叶酸，人就会出现健忘、焦虑等症状。叶酸对怀孕妇女更重要，可预防新生儿先天性缺陷的发生。所以，在绿叶蔬菜中叶酸含量最高的菠菜，受到人们的欢迎是理所当然的。

菠菜还被视为养颜佳品，宋美龄就特别喜欢菠菜，几乎每餐必吃菠菜。她说：“我每天只要吃半斤菠菜，就可抵上一顿红烧肉了。”久食菠菜是她长年面色红润、容光焕发的重要原因之一，因为菠菜中含有大量的抗氧化剂，具有抗衰老、促进细胞增殖、增强青春活力的作用。此外，对长年使用电脑的现代人来说，食用菠菜也是必不可缺的，长时间注视电脑显示器，视网膜上的感光物质视紫红质消耗加快，导致视力下降等。而菠菜所富含的胡萝卜素经由人体摄取后，会在体内转变成维生素A，有助于维持正常视力，防止干眼症、夜盲症的产生。

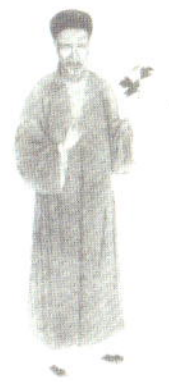

养生小锦囊

菠菜中含有较多的草酸，最好先用水焯一下再食用。菠菜中的维生素C会随着时间流失，所以购买后应该尽早食用。婴幼儿和缺钙、软骨病、肺结核、肾结石、腹泻的人不宜食用生菠菜。

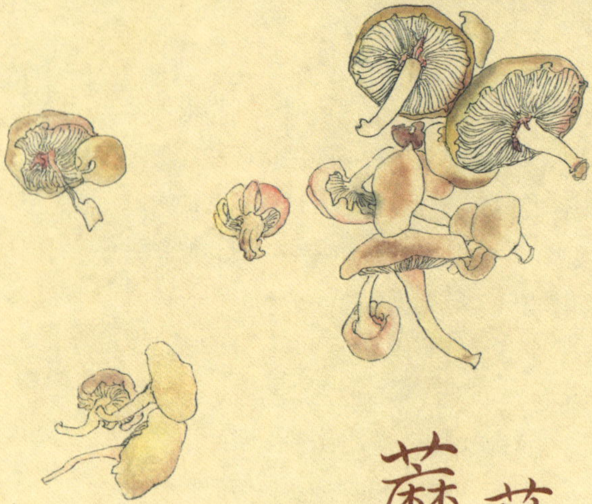

常食蘑菇能轻身

袁枚的《随园食单》辑录了菌类名菜数十种，详细地记载了口蘑菇、鸡腿蘑、松菌等的做法。他说：“蘑菇不止作汤，炒食亦佳。但口蘑最易藏沙，更易受霉，须藏之得法，制之得宜。鸡腿蘑便易收拾，亦复讨好。”袁枚喜欢吃菌类食物，一来是其味鲜美，二来是因为菌类富有养生功效，是不可多得的养生佳品。

国人食用菌类有着悠久的历史，菌类入菜，和我国土生土长的宗教道教分不开。相传在一千多年前，第一代天师张道陵在龙虎山炼丹，一天雨后初晴，山上长出了许多蘑菇，颜色各异，形状相似。他采了一些回道观后，洗干净，炒了一盘，一品尝，味道鲜美，用来佐餐十分可口。不过，根据文献的记载，国人食用菌类的历史，可能要远比张天师为早。在《汉书·艺文志》里，就著录了汉以前的古籍《黄帝杂子芝菌》十八卷，这是一本论述服饵菌类方法的专著。另外，东晋著名道教人物、医学家葛洪曾潜心整理过古代菌类文献，在其《抱朴子·内篇》里，就著录古代芝草图五种，列举菌名约百种，并述及采集、服食之法，探索服食菌类养生长寿之法。

常见的食用菌类品种繁多，有香菇、金针菇、鸡爪菇、平菇、草菇、猴头菇、松茸、鸡从菌、鸡腿菇、鹅蛋菌等等，形状不一，味道各异，营养价值也有所不同，但都受到人们的一致欢迎。中医认为，不同的菌类有不同的功效，总的来说，菌类具有开胃、理气、化痰、解毒功效，如《本草纲目》称蘑菇“益肠胃，化痰理气”，《滇南本草》说“青头菌主治眼目不明，能泻肝经之火，散热舒气”。如果肠胃不好，可以进食些菌类，它能和胃理气，止泻止吐。

现代科学研究表明，大部分菌类的蛋白质含量高，并含有大量的维生素和各种微量元素，容易被人体所吸收。据报道，成人每天吃25克鲜蘑菇就能满足体内一天所需的维生素。此外，菌类所含的糖类、粗纤维、钙、磷、铁、维生素、多种氨基酸，都是人体必需的物质。又如蘑菇，其中含有一种梳苷酸，能防止肝细胞受破坏，有助于保护肝脏、治疗肝病。因此对很多忙于应酬不得不喝酒的人来说，多吃蘑菇也是一种保护性措施。

蘑菇还被认为是很有效的美容减肥产品。明代医学家汪机、徐春甫认为常食蘑菇，可“延年轻身，益智开心，坚筋骨，好颜色”。古希腊人也认为正是经常食用蘑菇，才保持了健美的体形。因为蘑菇虽然含有高蛋白，但脂肪和热量都极低，吃多了也没关系。相反，在减肥过程中，进食蘑菇，可以在一定程度上代替肉类的摄入，并保证足够的营养。蘑菇中的粗纤维、半粗纤维和木质素，可吸收胆固醇、糖分和有害物质，将其排出体外，有益于减肥。

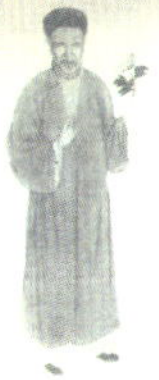

养生小锦囊

有些菌类如蘑菇为发物，不宜过多食用，以免动气发病。对蘑菇敏感的病人，更应谨慎食用。不明种类的蘑菇切勿进食。

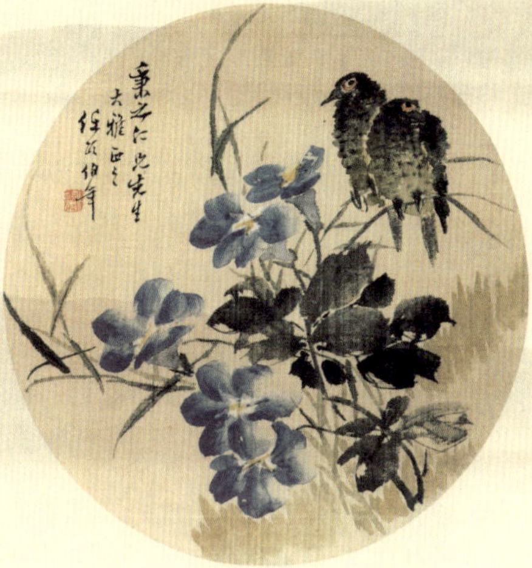

幽兰花里熏三日

袁枚辞掉官职后，在南京的小仓山筑园造林，怡情养性，号称小仓山房。他的园林一年四季常春，鲜花盛开，面对良辰美景，他常与朋友一起饮酒吟诗，过得好不自在。所以晚年他总结自己一生的最大乐趣，便说是“好花进一觞”。而在众多的花里，袁枚最喜欢的是兰花，他曾在《偶成》诗里写道：“幽兰花里熏三日，只觉身轻欲上升。”就是说他置身于兰花丛中，飘飘欲仙、爽心惬意的那种感觉。

养兰花与养生有密切关系。观赏和培植兰花，在我国已有悠久的历史。《诗经·溱洧》便记载了青年男女拿着兰花，一同赏花郊游的情景。历代痴爱兰花者，不计其数，如唐太宗就非常喜欢兰花。清代的李渔更是“以兰花为命”，他说：“予有四命，各司一时，春以水仙、兰花为命，夏以莲为命，秋以海棠为命，冬以腊梅为命。无此四花，是无命也。一节缺予一花，是夺予一季之命也。”

人们如此喜爱兰花，是因为其花形别致、色彩丰富，具有很强的观赏性。宋朝王贵学有这样一种说法：“世称三友松、竹、梅，竹有节而啬花，梅有花而啬叶，松有叶而啬香，惟兰独并有之。”他说只有兰花才具备叶、花、香并赏的条件，是观赏价值最高的花卉。兰花有直立叶，斜立叶，弯垂叶，环形叶，花朵犹如蝴蝶展翅欲飞，美丽动人，花瓣又有梅瓣、荷瓣、水仙瓣、舌瓣、牡丹瓣等各种形状，给人带来审美的愉悦。

兰花色彩缤纷，颜色有青翠碧绿，有镶金戴银，有绿里透紫。科学家研究发现，花卉的色彩有助于调节人的情绪，身处兰花丛中，可以舒缓或消除神经的紧张和视觉的疲劳。如蓝色的有助于镇静、爽神；绿色的有助于消除眼睛和大脑疲劳；红色的容易使人产生亢奋，增进食欲，消除疲劳；白色的则使人产生纯洁感，有清凉、安静、消除烦躁的效果。

袁枚说在兰花中熏三天，便身轻欲飞，主要还是指其香。兰花的香味时轻时重，时淡时浓，若有若无，故明代诗人徐渭说“一香已足压千红”。现代研究表明，花香有益身心健康，香味分子经人的呼吸道黏膜吸收后，刺激了人体嗅觉细胞，进而影响大脑皮质的兴奋作用或抑制活动，调节全身新陈代谢，平衡神经功能，对疾病康复和预防疾病有一定作用。而兰花香能镇静安神、消累解乏，对抑郁症等心理类疾病疗效更佳。

自古以来兰花均被人们视为高洁的象征。爱国诗人屈原种植了大量的兰蕙，并把兰花视为君子、美人，借以表达自己独立的人格和风骨。古人还说“芝兰生于深谷，不以无人而不芳，不因清寒而萎缩”，以物喻人，说的是人要像兰花一样志存高远、不趋炎附势。袁枚对兰花情有独钟，在养花和赏花时，也得到了兰花的熏陶，保持了如兰花一样坚定、高尚的人格魅力。这种心态也是一种健康快乐的养生之道。

上山不嫌高

袁枚不但有才，还有财，有了财就可以到处旅游，所以袁枚一生的足迹遍及祖国名山大川。到晚年，他也没有放弃爬山。64岁高龄时，他写了首《病后作》，诗云：“我年六十四，今春犹聪强。上山不嫌高，坐夜不厌长。有时逸性发，跳跃如生獐。”他号称自己是“上山不嫌高”，怕只怕山不够高。他在另一首诗里也说，自己一生嗜好很多，许多都慢慢淡忘了，但只有几件事值得回味，其中一件就是“名山扶一杖”，意思是说，就算拄着拐杖，也要坚持爬山登高。看来，爬山是袁玫的重要养生之道。

在缺乏交通工具的古代，爬山是人们经常做的一项运动。爬山和古人喜欢游历的传统有关。古人讲究“读万卷书，行千里路”，在考科举或者做官之前，常常要去各地游历名山大川，增长见闻。游历时，爬山便是他们少不了要做的事情。如李白，年轻时就爬过庐山、九华山等，写下了“日照香炉生紫烟”等绝世名句。唐代文学家韩愈也喜欢爬山，相传他爬华山，到了山顶，因为山势太险要，他不敢下来，以为这辈子就完了，于是号啕大哭。华阴县的县令听说了这回事，以为山上有强盗了，赶忙派人

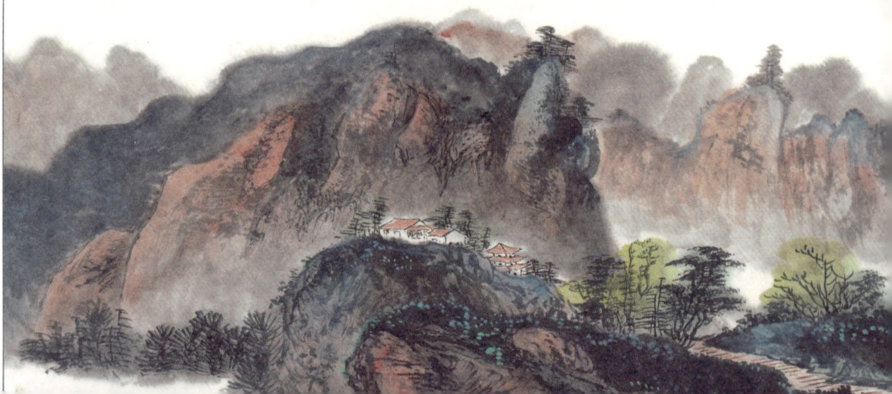

上山查看，才把韩愈救了下来。

从现代科学的角度来看，爬山是一项利用自然条件进行全身性锻炼的有氧运动，最大的好处是消耗热量，爬山消耗的热量大约比游泳多2.5倍，比跑步、打羽毛球都要多得多。爬山的主要运动肢体是脚，脚是人体之根，经常爬山可以增强下肢力量，提高关节灵活性，促进下肢静脉血液回流，预防静脉曲张、骨质疏松及肌肉萎缩等疾病；而且能有效刺激下肢的六条经脉及许多脚底穴位，使经络通畅，延缓衰老。爬山时双臂摆动，腰、背、颈部的关节和肌肉都在不停地运动，促进身体能量的代谢，增强心脏功能。爬山具有强体、保健及辅助治疗之功效，无疑是一项非常有益的活动。

国外研究最近发现，无论徒步上山还是下山，都可以降低低密度脂蛋白的含量。徒步上山还可以减少总胆固醇，增强人体处理高脂饮品的能力。徒步下山可能会在降低血糖方面有奇特疗效，降低患糖尿病的危险，降低糖尿病对人体的影响。所以，对多食高脂肪、高热量食品的现代人来说，为了健康着想，是时候去爬爬山了。

爬山对调适人的心理有很大作用。爬山时心情一般是放松的，山上绿色植被覆盖，空气清新，风景优美，人自然胸怀放开，心情愉快，这是回归自然的乐趣；爬山的过程既是征服自然，又是挑战自我的过程，这对于处在时刻紧张、忧患状态的都市人来说，也是良好的“保健品”。

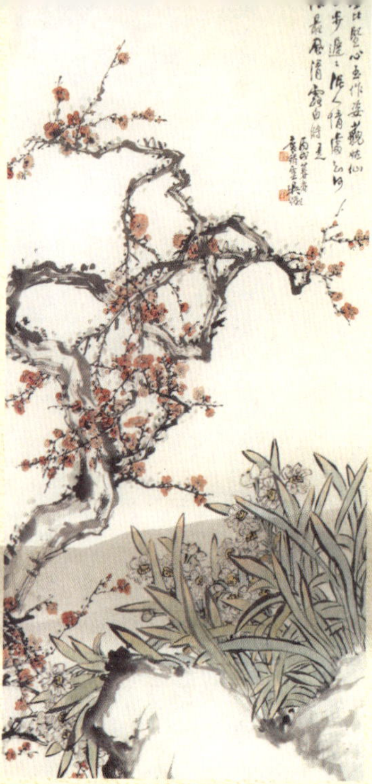

寒暑宜周防

袁枚一生善于养生，喜欢爬山、远游等运动，身体基础很好。但饶是这样，64岁那年的秋天，他还是得了一场重病，一病就卧床不起，直到几个月后才复原。回想起这年春天自己还很健壮，但秋天一到，天气突变，却得了这场严重的病，袁枚感叹不已，写了一首诗，诗云：“如知将尽灯，不可使扇飏。又如将落叶，何堪风再戕。寄语衰年人，寒暑易周防。”这首诗除了自我安慰外，还说出了一个重要的养生道理，就是告诫老年人要谨防寒来暑往交替之时的疾病入侵。

自古以来，人们根据气温、降雨、物候等的变化划分出了一年四季。中医认为，四季节气的变化，与人体生命活动的节律有着相对应的关系。节气将直接影响生命活动的调节，最显而易见的例子就是一到夏天，天气炎热，人心情烦躁，容易“上火”；到了冬天，天气寒冷，人性情疲惫，则容易困乏。由于季节交替之时，气候变化较为激烈，因此人的活动必须适应节气的变化，否则会节律紊乱，阴阳失调，易于患病。这是中医养生的一条基本原则。袁枚的“寒暑宜周防”，说的就是适应节气来养生的问题。

“寒暑宜周防”，首要必须特别注意气候变化。一年四季，寒暑易节，气候环境都要发生很大的变化，人们要主动适应气候的变化规律。特别在季节相交之际，要做好防御的准备。如秋冬交替，要做好相应的御寒措施，这对老年人、体弱者很重要，因为他们的生理机能较弱，对气候变化十分敏感，以防加重病情、诱发宿疾或生新病。

其次，要根据节气变化，进行相应的食补，以保健强身、防病治病、延年益寿。这就是中医所常说的“四季五补”的道理。四季不是“四补”吗，怎么跑出“五补”来了呢？原来，古人认为，夏天的时间比较长，所以在夏天至秋天之间，又划分出一个“长夏”，于是四季就有了所谓的“五补”。“四季五补”与人的脏腑功能紧密相关，春主肝、夏主心、长夏主脾、秋主肺、冬主肾，在不同节气里，必须有针对性地进行食补，如冬天寒冷，阳气收藏，适合进食狗肉、羊肉等补肾固气。食补不是随便乱吃，如果在夏天吃狗肉，那恐怕就会补得鼻血直流，夏天还是比较适合喝绿豆水、冬瓜汤之类的食品。秋天天气转凉、气候干燥，可以进补较为滋润的食物，如猪肺、鸭梨等。

此外，巧妙利用节气的变化，还可预防和治疗疾病。例如对冬天易发的疾病选择在病情较平稳的夏季进行治疗，这个方法对治疗哮喘、风湿和一些过敏性疾病有较好的效果。

八十不知老

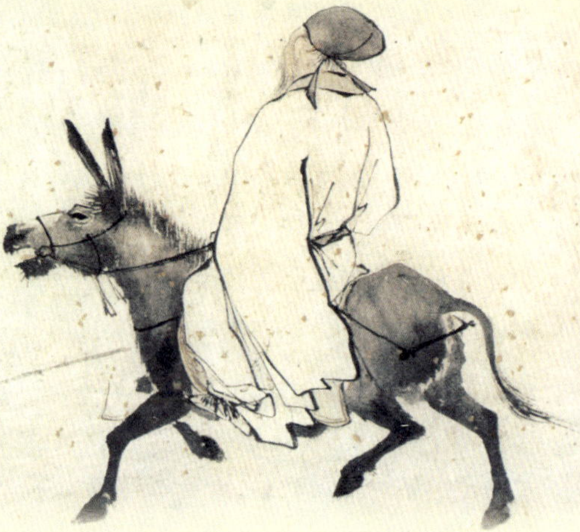

在袁枚的养生之道里，良好的生活态度也是决定健康长寿的重要因素。晚年的袁枚虽然高寿，却始终保持着年轻活泼的心态，甚至还以老为喜。他说："嫫母不知丑，西施不知好，我亦将毋同，八十不知老。"嫫母和西施分别是历史上有名的丑女和美女，但嫫母不认为自己丑，西施也没觉得自己特别漂亮，袁枚说自己就像她们一样，到了80岁也不觉得自己老了。虽然这是他的调侃，但也说出了他的心声。"八十不知老"，说的是以乐观积极的态度对待晚年。

其实，这种"不知老"的态度，在国人的传统中并不少见。如西周楚人鬻子，年已九十，还去见文王，希望能为国做一些事情，但周文王认为他年纪太大了，不太适合做官。鬻子便说："如果让我去捕虎逐鹿，那我的确是很老了；但如果是坐策国事，那我还十分年轻。"文王听了之后，十分感叹，最终还是请他出山。周朝另一位著名老人姜太公也如此，他年届八十还出仕西周，辅助周武王伐纣，雄心壮志一点也不输给年轻人，最终为周朝的建立立下了汗马功劳。也许周朝的事情太遥远，那么看看较近的朝代，也不乏这样的例子。据《郎潜纪闻》的记载，道光六年（1826年），广东有位103岁的举人陆文从，千里迢迢地赶到京城，为的就是参加会试，追求功名，他的这种精神，真可谓是“不知老”了。

不过，袁枚的“不知老”和上面的例子毕竟不一样。袁枚的“不知老”是建在“知老”的基础上的。他在《喜老》诗中写道：“一起百事生，一眠万事了。眠起即轮回，无喜亦无恼。何物是真吾？身在即为宝。就便再龙钟，凭人去笑倒。试问北邙山，年少埋多少？”人类的生老病死是自然的规律，并不以人的意志为转移。有生则必有死，这是任何人都无法改变的事实。袁枚深知这个道理，所以他一点也不畏惧死亡，相反，他以最潇洒的态度面对晚年，自称“长乐老人”，在《八十自寿》里他写道：“潇洒一生无我相，逢迎到处有人缘。桑榆晚景休嫌少，日落红霞尚满天。”尽管年纪大了，但美景依旧、朋友依旧，生活照样洒脱，那么即使老了又有什么可怕的呢？正是有了这种心态，袁枚才能说出“八十不知老”的话语。

袁枚的“八十不知老”，既是一种态度，同时也是一种方式。到了晚年，他更加积极主动地安排自己的生活，不但保持了许多兴趣爱好，如养花、登高、远足等，还更常与朋友来往，畅饮交流；同时他还保持了旺盛的创作力，写下了大量的诗文，真正做到老有所为，老有所用。

“不知老”不仅是袁枚养生延年益寿的秘诀，也是许多艺术家创造更多人生价值的原动力。近代著名画家刘海粟曾说自己“年方八十”，著名作家冰心也曾自称为“年轻的老人”，他们和袁枚一样，面对晚年，以“不知老”的心态，创造出了更多的人生价值。

附录

医学古籍小锦囊

1.《奇效良方》69卷。明人董宿原撰。该书将临床各科方剂按不同的病症分为64门。门下再分小类，每类均先论后方，共载7000余方，尤以宋代至明初的医方收罗最多。

2.《千金要方》。唐人孙思邈撰于永徽三年（652年），是一部综合性临床医著。本书集唐代以前诊治经验之大成，对后世医家影响极大。孙思邈认为生命的价值贵于千金，而一个处方能救人于危殆，价值更当胜于此，因而用《千金要方》作为书名，简称《千金方》。

3.《伤寒论》。东汉末年张仲景撰于公元200—205年，是一部阐述多种外感疾病的专著。全书共12卷，22篇，397法。除去重复的之外共有药方112个。全书重点论述人体感受风寒之邪而引起的一系列病理变化及如何进行辨证施治的方法。

4.《本草纲目》。明朝伟大的医药学家李时珍著。全书52卷，约200万言，记载了1892种药物（新增374种），分成60类，是集我国16世纪以前药学成就之大成之作。

5.《本经逢原》。清人张璐编著，张氏鉴于《本经》中载药不多，且有些药物或已失传，因此将《本经》作了适当的删节与补充，并加以引申发明。全书4卷，载药700余味。

6.《饮膳正要》。元人忽思慧撰，该书是一部古代营养学专著，著成于元朝天历三年（1330年），全书共3卷。卷一讲的是诸般禁忌，聚珍品撰。卷二讲的是诸般汤煎，食疗诸病及食物相克中毒等。卷三讲的是米谷品、兽品、禽品、鱼品、果菜品和料物等。

7.《本草纲目拾遗》。清人赵学敏编著。目的是拾《本草纲目》之遗。全书共10卷，载药921种，其中《本草纲目》未收载的有716种，绝大部分是民间药，如冬虫夏草、鸦胆子、太子参等，是继李时珍《本草纲目》后，对药学的再一次总结。

8.《神农本草经》。现存最早的药物学专著，为我国早期临床用药经验的第一次系统总结，历代被誉为中药学经典著作。全书分3卷，载药365种，分上、中、下三品，文字简练古朴，成为中药理论精髓。

9.《证类本草》。北宋唐慎微约撰于元丰五年(1082年)前后。该书全称《经史证类备急本草》，31卷60余万言，在广泛的文献辑录基础上，收药1748种。许多已散失的医方赖其得以留存，是北宋药物学集大成之著。

10.《滇南本草》。明人兰茂所著，收集和记载当地少数民族的药物以及用药治疗疾病的经验，于明正统元年（1436年）完成，是我国现存古代地方性本草书籍中较为完整的作品。这本有着中医药精华汇编性质的医学著作，比李时珍的《本草纲目》早140多年。

11.《金匮要略》。汉代张仲景著，是中医经典古籍之一，又名《金匮要略方论》，3卷。后改名《金匮要略方论》，全书共25篇，方剂262首，所述病证以内科杂病为主，兼有部分外科、妇产科等病证。《金匮要略》也是我国现存最早的一部诊治杂病的专著，是仲景创造辨证理论的代表作。古今医家对此书推崇备至，称之为方书之祖、医方之经、治疗杂病的典范。

12.《神农本草经百种录》。清人徐大椿撰，本书选辑《神农本草经》中主要药物100种，结合临床加以简要的注释。

13.《本草求真》。清人黄宫绣编著。黄氏认为诸家本草，对药物的形质气味，证治功能，虽然备载，但有缺陷，因此，他将“往昔诸书，细加考订”，阐明意义，删除牵强附会之说，而成此书。分上、下两编，上编7卷，载药520种，并作了扼要的介绍。

14.《黄帝内经》。成编于战国时期，是中国现存最早的中医理论专著。总结了春秋至战国时期的医疗经验和学术理论，并吸收了秦汉以前有关天文学、历算学、生物学、地理学、人类学、心理学，运用朴素的唯物论和辨证法思想，对人体的解剖、生理、病理以及疾病的诊断、治疗与预防，做了比较全面的阐述，确立了中医学独特的理论体系， 成为中国医药学发展的理论基础和源泉。

15.《黄帝内经·素问》。简称《素问》，是现存最早的中医理论著作，相传为黄帝创作，实际非出自一时一人之手，大约成书于春秋战国时期。原来9卷，古书早已亡佚，后经唐王冰订补，改编为24卷，计81篇，定名为《黄帝内经素问》，所论内容十分丰富，突出阐发了古代的哲学思想，强调了人体内外统一的整体观念，从而成为中医基本理论的渊源。

16.《食疗本草》。唐人孟诜所撰，该书是在《千金要方》中食治篇基础增订而成的记述可供食用、又能疗病的本草的专著。

17.《千金翼方》。唐人孙思邈撰，约成书于永淳二年(683年)。作者集晚年近30年之经验，以补早塞巨著《千金要方》之不足，故名翼方。

18.《别录》。魏晋时期名医陶弘景辑，汇集《神农本草经》以后的诸家本草著述编录而成。除补充闻发了《神农本草经》365种药物外，又新增了365种药物。原书早佚，主要内容收载于《证类本草》及《本草纲目》中。

后记

“慢”生活的启示
——编者与作者的对话

周山丹：我知道您是研究古典文化的，是怎么会想到来写这本书的?

方子徒：我想我还算不上研究古典文化的，只能说是对古典文化有一份特别的挚爱，平时喜欢读点古书，写一点关于古典文化方面的小文章。之所以会写这本书，也是十分偶然。我读书有个习惯，就是在读一些古籍时，特别留意细节，因为我想细节才是古人生活的真正体现。在阅读的过程中，我发现了一个有趣的现象，在不少古籍里，有许多关于养生的细节。养生是中国古典文化的重要组成部分，但大多数人一听到古代养生，首先想到的却是炼丹、房中术等等。实际上并不是那样的，养生对古人来说是实实在在的，在他们的生活里也是非常重要的，大多数古人都相信养生的功效，并且或多或少的有一些养生的行为。从另一个方面说，经过几千年实践的养生，也一定有其精粹之处。于是我开始有意识地收集古人在养生方面的一些资料，尝试整理他们的养生心得，一来是附庸风雅，二来也希望对自己的日常生活有些启示。慢慢地积累下来，就有了这本小书。

周山丹：您觉得，在对待生活的态度上，现代人与古代人最大的不同在哪里？

方子徒：在对待生活的态度上，古代人与现代人有很大的不同。古代人崇尚“慢”，现代人却被迫“快”。现代人尤其是城市人生活节奏快，休息时间少，在各种压力面前疲于奔命。但古代人却不是这样的，儒家和道家的一些思想，使得他们对生活采取了一种从容不迫的态度，譬如对生活的热爱、对生命的呵护等等。古代人的生活是讲究风花雪月的，记得一位朋友曾对我说他想回到古代当一名员外，员外的生活就是风花雪月的生活，他们基本上是无忧无虑的，他们有一定的固定收入，可以做自己想做的事情，游历、交友、作诗、饮酒、赏花、赏月……

周山丹：您觉得古人的生活态度给我们带来什么启示？

方子徒：古代文人的这种“慢”生活是十分有利于养生的。闲适的生活、乐观的心态是古代文人最大的养生法宝。古人对生活的这种态度，对今天我们追求的健康幸福的生活方式有着莫大的启示。在现代社会里，我看到许多人都在用各种方式纾解压力，有的人选择听音乐，有的人选择户外活动，各有各的精彩，但归根到底，也是在倡导一种“慢”的生活，倡导一种乐观积极的心态，这是和古代养生的精髓一脉相承的。

周山丹：我看到您在书中详细介绍了苏东坡、陆游、李渔、袁枚的养生秘籍，不知道为何会选择这四个人？

方子徒：选择这四个人，一方面是因为这四个人在养生方面的言论和行为都比较集中，譬如苏东坡，他就是一个从理论到实践都非常齐备的养生家；陆游也是如此，他晚年虽然生活在乡村里，但勤于耕作，更时常行饭打坐；李渔和袁枚则更注重生活的品质，在饮食养生方面也有颇多的尝试。相对集中的同时也互为补充，如苏轼在养生心态方面有不少心得，陆游则更侧重于行动，李渔和袁枚在饮食养生方面造诣更深，所以就选择了这四个人。另一方面也是因为这四个人中除苏东坡外，陆游、李渔、袁枚都活到了近80岁，在现代都称得上是“寿星公”。而苏东坡也有60多岁，与宋代人的平均寿命40岁相比，也还是长寿的。

周山丹：我发现这本书与其他养生类图书最大的不同在于它非常有趣，不是照本宣科，也不是灌输理念，而是以讲故事的方式娓娓道来。

方子徒：庞大而复杂的养生理论，我自然是力不从心的，因此在写作的过程中，我选择了朝有趣、实用的方向走。我个人觉得，这本小书与坊间许多养生书的不同，主要在于它的知识性和趣味性。就知识性而言，本书所记录的养生方式或养生态度，都从古人的经典中而来，每一个点都是有典籍为证的，有出处的，被实践证明是可行的。如苏轼的养生法，都可以从他的文集中找到依据；陆游的养生，也多从他的诗歌中可以找到依据。而每一种养生的科学性，在书中也做了简要的介绍。另外，我在叙述古人养生的时候，尤其希望呈现古人养生方法的细节，所以书里面的养生方法也很简单，易学易会的。最后，我希望这本小书所提供的材料，能直接或者间接地帮到有需要的人。